Die „Monographien aus dem Gesamtgebiete der Neurologie und Psychiatrie" stellen eine Sammlung solcher Arbeiten dar, die einen Einzelgegenstand dieses Gebietes in wissenschaftlich-methodischer Weise behandeln. Jede Arbeit soll ein in sich abgeschlossenes Ganzes bilden. Diese Vorbedingung läßt die Aufnahme von Originalarbeiten, auch solchen größeren Umfanges, nicht zu.

Die Sammlung möchte damit die Zeitschriften „Archiv für Psychiatrie und Nervenkrankheiten, vereinigt mit Zeitschrift für die gesamte Neurologie und Psychiatrie" und „Deutsche Zeitschrift für Nervenheilkunde" ergänzen. Sie wird deshalb deren Abonnenten zu einem Vorzugspreis geliefert.

Manuskripte nehmen entgegen

aus dem Gebiete der Psychiatrie: Prof. Dr. M. Müller
Bern, Bolligenstraße 117

aus dem Gebiete der Anatomie: Prof. Dr. H. Spatz
Gießen, Friedrichstraße 24

aus dem Gebiete der Neurologie: Prof. Dr. P. Vogel
Heidelberg, Voßstraße 2

MONOGRAPHIEN AUS DEM GESAMTGEBIETE DER NEUROLOGIE UND PSYCHIATRIE

HERAUSGEGEBEN VON

M. MÜLLER · BERN · H. SPATZ · GIESSEN · P. VOGEL · HEIDELBERG

HEFT 90

DIE GEWEBSZÜCHTUNG MENSCHLICHER HIRNGESCHWÜLSTE

VON

GÜNTER KERSTING

DR. MED., PRIVATDOZENT FÜR EXPERIMENTELLE NEUROLOGIE
UND NEUROPATHOLOGIE AN DER UNIVERSITÄT BONN

MIT 108 ABBILDUNGEN

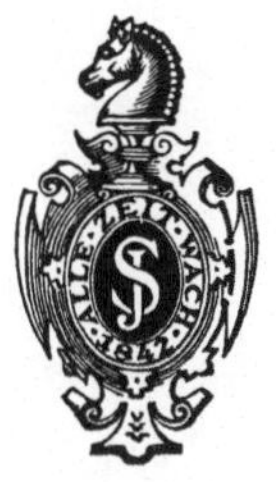

SPRINGER-VERLAG

BERLIN · GÖTTINGEN · HEIDELBERG

1961

Aus dem Institut für Neuropathologie der Universität
(Direktor: Professor Dr. Gerd Peters) und der Neurochirurgischen
Universitätsklinik (Direktor: Professor Dr. Peter Röttgen), Bonn

Ein Teil der Arbeit hat der Medizinischen Fakultät
der Universität Bonn als Habilitationsschrift vorgelegen

ISBN-13: 978-3-540-02728-7   e-ISBN-13: 978-3-642-86274-8
DOI: 10.1007/978-3-642-86274-8

MEINEN VEREHRTEN LEHRERN

HEINRICH PETTE UND GERD PETERS

Inhaltsverzeichnis

Einleitung

Die Ordnung der Hirngeschwülste und die Bedeutung der Gewebszüchtung für die experimentelle Geschwulstforschung

Die von BAILEY und CUSHING erstmals 1926 vorgeschlagene und inzwischen von den meisten Kliniken und Laboratorien mit nur geringen Abänderungen übernommene Einteilung der Hirngeschwülste auf histogenetischer Grundlage (*A classification of tumors of the glioma group on a histogenetic basis with a correlated study of prognosis*) ist keine histogenetische Klassifikation im Sinne der Allgemeinpathologie. Histogenetisch bedeutet dort eine Einteilung der Geschwülste nach den Geweben, von denen sie sich ableiten. Dieses in der allgemeinen Geschwulstpathologie bis auf wenige, nicht rubrizierbare Geschwülste konsequent durchgeführte Prinzip ist einfach, übersichtlich und vor allem im Hinblick auf die noch ungeklärte Frage der Geschwulstentstehung nicht vorgreifend. Die genannten Einteilungen der Hirngeschwülste sind demgegenüber cytogenetisch, teils embryogenetisch. Ihre Bezeichnung als histogenetische Klassifikation beruht auf der engen Anlehnung der einzelnen Ordnungen an die Histogenese des Zentralorgans und dem Versuch der Ableitung der einzelnen Tumorarten von ihren verschiedenen Differenzierungsstufen. Daß die Einordnung und Benennung der Hirngeschwülste nach den ihrem Zellbild vornehmlich in der Metallimprägnation entsprechenden Reifestadien der zentralnervösen Glia genetische Vorstellungen über ihre Entstehung fixiert, die nicht durch wissenschaftliche Erfahrungen gestützt werden, ist von den Autoren (s. a. ZÜLCH) bald erkannt worden und hat zu einer ausdrücklichen Ablehnung derartiger Assoziationen geführt. Die nun gleichsam beziehungslose Benennung einzelner neuroektodermaler Geschwulstformen nach Begriffen, die der Embryogenese des Nervensystems entlehnt sind, bietet keinen Anlaß mehr zur Beanstandung, wie auch die Ordnung nicht mehr dadurch entwertet wird, daß einzelne der gewählten Differenzierungsstufen nur einen hypothetischen Charakter haben.

Die von den verschiedenen Seiten gegen diese cytogenetische Ordnung der Hirngeschwülste vorgetragenen Einwände richten sich daher in den letzten Jahren kaum noch gegen die Benennung der einzelnen Gruppen, sondern vielmehr gegen die Anwendung eines cytologischen Ordnungsprinzips überhaupt. H. J. SCHERER hat bereits frühzeitig der cytogenetischen Einteilung gegenüber geltend gemacht, daß sie wesentliche Eigenarten der individuellen Geschwulst wie Wachstumsform, Verhalten zu den präexistenten Gewebsstrukturen, die Reaktion der angrenzenden Hirnteile sowie den unterschiedlichen Zellaufbau in den verschiedenen Partien bewußt vernachlässige, zugunsten einer aus viel zu kleinen Gewebspartikeln gestellten, nur an der Zellform sich orientierenden cytologischen Diagnose. Die Vorschläge SCHERERs aufgreifend und weiterführend, hat STOCHDORPH unlängst eine uneingeschränkte Anwendung des allgemeinpathologischen Ordnungsprinzips auch auf die neuroektodermalen Geschwülste des Nervensystems gefordert und an einer Reihe von Beispielen dargelegt, wie „das Gliom" der echten histogenetischen Ordnung je nach den Eigenarten des Zellverbandes (Besiedlungsmodus, regionäre Verteilung u. dgl.) weiter unterteilt werden kann.

Inwieweit diese Untersuchungen in der Lage sein werden, die von STOCH-DORPH als Ausgangsbasis gewählten abnormen Verläufe einzelner cytologisch eindeutig klassifizierter Hirngeschwulsterkrankungen verständlich zu machen, bleibt abzuwarten. Auf jeden Fall ist es ein wesentliches Verdienst seiner Untersuchungen, die gemeinsame Fragestellung von allgemeiner und Hirngeschwulstpathologie durch eine methodische Verknüpfung erneut unterstrichen zu haben.

Die notwendige Einordnung der Hirngeschwulstpathologie in den Rahmen der allgemeinen Geschwulstforschung, setzt indessen die Adoption der histogenetischen Klassifikation auch für die neuroektodermalen Tumoren nicht voraus. v. ALBERTINI betont ausdrücklich, daß ein solches Prinzip auf die Hirngeschwülste wahrscheinlich nur mit Mühe anwendbar sei, und verweist cytologische oder embryogenetische Einteilungen, auf die die Allgemeinpathologie selbst in einigen Fällen zurückzugreifen gezwungen ist, keineswegs aus dem Bereich allgemein-onkologischer Methodik.

Jede Geschwulstordnung sollte ein doppeltes Ziel verfolgen. Da — wie in allen übrigen Disziplinen — erst die Ordnung der zahlreichen Wissensinhalte die Grundlage für eine gezielte wissenschaftliche Forschung bildet, muß eine sinnvolle Klassifikation der Hirngeschwülste eine möglichst übersichtliche und widerspruchslose Sammlung aller das Gebiet betreffenden Erfahrungstatsachen erlauben. Andererseits ist dem praktischen Anspruch an eine derartige Einteilung zumindest insoweit Rechnung zu tragen, als die Einordnung eines individuellen Blastoms gewisse prognostisch-therapeutische Konsequenzen haben muß. Daß diese beiden Forderungen getrennt erfüllt werden können, zeigen als Beispiele einmal das rein nach der praktischen Seite hin orientierte „Grading" KERNOHANs, das die biologische Wertigkeit der Geschwülste einfach nach dem Grad der vorhandenen Anaplasien einstuft, zum anderen die in klinischer Hinsicht unverbindlichen Einteilungen SCHERERs und z. T. auch HORTEGAs.

Einen unter manchen Gesichtspunkten günstigen Kompromiß stellt die unserer eigenen Hirngeschwulstdiagnostik zugrunde liegende, von ZÜLCH vereinfachte Klassifikation nach BAILEY und CUSHING dar. Ihre praktische Brauchbarkeit ist unbestritten; inwieweit sie als cytologische Klassifikation die essentiellen Eigenheiten der Hirngeschwülste zu erfassen vermag, ist Gegenstand unserer Untersuchung.

Abgesehen von den Arbeiten OSTERTAGs, die sich aber mehr um die Ursache der Lokalisation bestimmter Gliomformen bemühen, und den interessanten Überlegungen KAUTZKYs über das Alter als *Lokalfaktor* bei der Hirngeschwulstformation, hat die spezielle Hirntumorforschung eigene Vorstellungen über die Entstehung der Hirngewächse bisher nicht entwickelt. Sie beschränkt sich auf eine Adaptation der von der allgemeinen Geschwulstpathologie vorgetragenen Auffassungen an die Verhältnisse des Zentralorgans, was notwendigerweise die Akzente auf die verschiedenen Theorien unterschiedlich verlagert. So kommt z. B. der von BÜCHNER betonten Geschwulstentwicklung auf dem Boden des Fehlregenerates für das Zentralnervensystem — wenn überhaupt — nur eine geringe Bedeutung zu, während sich insbesondere charakteristische Hirngeschwulstlokalisationen zwanglos auf dem Boden der Cohnheim-Ribbertschen Theorie der Keimversprengung bzw. der Keimpersistenz erklären ließen. Auch die Übertragung der durch zahlreiche Ergebnisse der experimentellen Tumorpathologie gestützten Vorstellung von der zweiphasischen Entwicklung der Geschwulst (DEELMAN, BUTENANDT u. a.) sowie der Feldtheorie von WILLIS auf zentralnervöse Verhältnisse gelingt ohne Widersprüche.

Die nicht selten vertretene Auffassung von dem unvereinbaren Gegensatz zwischen einer cytologischen Hirngeschwulsteinteilung, die die Entstehung des Tumors aus einer einzelnen Zelle voraussetze, und der Willisschen Feldtheorie, daß eine Geschwulst immer aus einer größeren Anzahl primär veränderter Zellen entsteht, also von vornherein eine *histogenetische* Einteilung verlange, erscheint unzureichend begründet. Das zentralnervöse Analogon zur Krebsentstehung aus einer Gruppe primär veränderter benachbarter Epithelzellen ist nicht notwendigerweise die Hirngeschwulstentstehung aus einer Vielzahl benachbarter *heteromorpher* Elemente, sondern ebensogut eine Gliomentstehung aus einer Mehrzahl *homologer* Zellen an umschriebener Stelle, auf die cytologische Ordnungsprinzipien ohne weiteres anwendbar sind. Unsere völlige Unkenntnis über die letztlich zur blastomatösen Zellproliferation führenden Faktoren erlaubt es nicht, einen auf eine bestimmte Zellart beschränkten Reiz auszuschließen. Zahlreiche Geschwülste der Körperorgane werden erst durch die Zuhilfenahme solch spezialisierter Einflußkonstellationen verständlich. Im Bereich des Zentralorgans können vor allem die isomorphen Astrozytome und Oligodendrogliome als ein wesentlicher Hinweis auf einen derartigen Entstehungsmodus gelten.

Die in diesem Zusammenhang oft zitierten Untersuchungen von ZIMMERMANN, der durch die Implantation stäbchenförmiger Cancerogene in das Gehirn kleiner Nager stets cellulär gemischte Geschwülste erzeugte, spricht nur für die hohe cancerogene Wirkung des Methylcholantrenkristalls, der offenbar in der Lage war, *alle* benachbarten Gliazellen blastomatös umzuwandeln (u. U. sogar über den Weg des Fehlregenerates, da ähnliche Versuche von BAILEY an Hunden sowie eigene Experimente an Affen stets nur zu der Bildung mächtiger Fremdkörpergranulome führten). Die heteromorphe Entstehung menschlicher Hirngeschwülste können sie hingegen nicht wahrscheinlich machen.

Die hier vorgelegten Untersuchungen über das Verhalten menschlicher Hirngeschwülste als Gewebekultur bemühen sich um einen von den gebräuchlichen Methoden abweichenden Zugang zur Frage der Ordnung und Arteigentümlichkeiten der Hirntumoren. Obwohl in den 50 Jahren, die seit dem klassischen Experiment R. G. HARRISONs vergangen sind, die Züchtung von Hirngewebe im Rahmen der experimentellen Zellforschung stets einen hervorragenden Platz eingenommen hat, handelt es sich bei der überwiegenden Mehrzahl der vorhandenen Arbeiten um Beobachtungen an den *nervösen* Struktur- und Funktionselementen des Nervensystems. Berichte über das in vitro-Verhalten der Neuroglia sind bereits sehr viel spärlicher; Untersuchungen über die Gewebszüchtung gliöser Geschwülste bilden — gemessen an der Vielzahl der sonstigen Kultivationen — fast noch eine Rarität. Dieses Mißverhältnis hat ohne Zweifel technische Gründe. Ebenso wie zahlreiche der für die Aufklärung der normalen Histo- und Cytologie des Zentralnervensystems außerordentlich wertvollen

Imprägnationsmethoden (z. B. nach GOLGI) sich wegen ihrer geringen Erfolgsaussichten im Bereich der pathologischen Histologie nicht durchzusetzen vermochten, hat die jahrzehntelang auf die Eintropfenkultur beschränkte Methodik der Gewebszüchtung von vornherein größere Untersuchungen pathologischen Materials unterbunden, bei dem es vor allem auf eine sichere Reproduzierbarkeit in statistisch verwertbaren Mengen ankommt. Erst die modernen, z. T. mit den Fortschritten der Virologie verknüpften, halbtechnischen Züchtungsverfahren der Rollkultur, der stationären und rotierenden Monolayerkulturen nach Trypsination des Ausgangsgewebes und Aussaat von Zellsuspensionen, die Herstellung halb- und vollsynthetischer Nährmedien sowie die Entwicklung der Antibiotica, die das Risiko der bakteriellen Verunreinigung der Kultur auf ein Minimum herabdrücken, haben hier einen positiven Wandel geschaffen. Nur durch diese methodische Fortentwicklung sind wir in der Lage, über eine systematische Kultivation von Hirngeschwülsten zu berichten, die rein zahlenmäßig die Gesamtheit der bisher auf diesem Sektor vorliegenden Untersuchungen übertrifft (s. LUMSDEN 1959).

Gewebszüchtungen menschlichen Geschwulstgewebes sind unter zwei verschiedenen Gesichtspunkten von Bedeutung:

1. sind wie im vorliegenden Fall der nach der Explantation in vitro sich entwickelnde Zellverband selbst und seine morphologischen Eigenheiten das primäre Forschungsobjekt vergleichender Untersuchungen;

2. kann der gleiche Zellverband im Rahmen pharmakologischer und anderer Untersuchungen als hochempfindliches Indicatorsystem benutzt werden, das eine unmittelbare Beobachtung der Einflüsse bestimmter Agentien auf das Verhalten der Zellen in vitro erlaubt.

Voraussetzung ist in beiden Fällen eine standardisierte, absolut zuverlässige Technik, die unter stets den gleichen Verhältnissen die Entwicklung einer ausreichenden Zellkolonie garantiert, worunter wir im folgenden bei Explantatkulturen einen Durchmesser der Proliferationszone verstehen, der mindestens das Dreifache des ursprünglichen Explantatdurchmessers beträgt. Diesen Anforderungen genügen von den älteren Untersuchungen nur die wenigsten. Sie sind jedoch notwendig, da wir nur so die Möglichkeit haben, inmitten der Proliferationszone Zellen und Zellverbände zu untersuchen, deren Form und Aufbau weder durch die Nähe des Explantates noch durch den freien Rand der Wachstumszone auf die eine oder andere Weise beeinflußt werden.

Damit ist gleichzeitig festgelegt, daß sich die vorliegende Untersuchung ausschließlich mit in vitro *neu*gebildeten Zellverbänden befaßt, da lediglich überlebendes Gewebe (Nervenzellen u. a.) ebenso wie nur auswandernde Zellen diese Bedingungen nicht erfüllen.

Die vergleichende Untersuchung von Kulturen epithelialer und mesenchymaler Organgeschwülste, auf die wir an dieser Stelle nur hinweisen können, hat — im ganzen gesehen — enttäuschende Resultate erbracht. Histiotypische Wachstumsformen der Zellkolonien haben sich nur selten auffinden lassen. Epitheliale und mesenchymale Geschwulstzellen nähern sich in vitro schnell einem jeweils nur wenig charakteristischen „Urtyp", der eingehendere differentialdiagnostische Studien von vornherein unterbindet. Im Gegensatz dazu hat die Verwendung epithelialer und mesenchymaler Geschwulstgewebekulturen — vor allem in Form permanenter Zellinien — im Rahmen experimentell pharmakologischer Untersuchungen in den letzten Jahren einen Umfang angenommen, über dessen Bedeutung am besten die Kongreßprotokolle der New York Academy of Sciences (s. Literatur) informieren.

Die dem hier vorgelegten Bericht zugrunde liegenden eigenen Untersuchungen über die Kultivation menschlichen Hirngeschwulstgewebes verfolgten ein mehrfaches Ziel:

Unter den Bedingungen der Kultur waren zu untersuchen:

1. die Proliferationsgeschwindigkeit der einzelnen Geschwulstarten,

2. die Erhaltung oder Wandlung der geschwulstcharakteristischen Primär- und Sekundärstrukturen,

3. die celluläre Einheitlichkeit resp. Uneinheitlichkeit der einzelnen Geschwulstarten,

4. die morphologischen Beziehungen zwischen den Geschwulstzellen und den Zellelementen normalen reifen oder unreifen Hirngewebes.

Alle Eigenschaften der Geschwulst, die durch ihr Verhältnis zur Umgebung resp. den Grad ihres störenden Einflusses auf den Gesamtorganismus definiert sind — wie Bösartigkeit, Gutartigkeit, expansives und infiltratives Wachstum o. dgl. —, können unter den genannten Bedingungen verständlicherweise nicht unmittelbar untersucht werden, da in vitro keine lebendige Geschwulstumgebung vorhanden ist (von einem destruierenden Einwuchern proliferierender Geschwulstzellen in eine benachbarte mesenchymale Zellkolonie haben wir uns nie überzeugen können; auch findet sich an der Grenze zwischen einer Carcinom- und Papillomkultur kein Hinweis für ein infiltrierendes Wachstum der carcinomatösen Zellelemente). Der Versuch einer mittelbaren Korrelation dieser für die Gesamtbeurteilung der Geschwulstkrankheit so wichtigen Kriterien mit den obengenannten, in vitro meßbaren Eigenschaften bringt gegenüber der Auswertung des histologischen Schnittpräparates keinen entscheidenden Vorteil. Zur Beantwortung dieser Fragen eignet sich eher — hier jedoch wieder mit anderen Einschränkungen — die Transplantation von Hirngeschwulstgewebe in das Zentralnervensystem von Versuchstieren (s. a. GREENE).

Eigene Untersuchungen

Unsere vergleichende Darstellung des Verhaltens menschlicher Hirngeschwülste als Gewebekultur stützt sich auf die Auswertung von Explantationen der in der Zeit vom 1. 10. 1957 bis zum 30. 9. 1960 in der Neurochirurgischen Universitätsklinik Bonn operierten Tumoren des Nervensystems.

Insgesamt besteht unser Untersuchungsgut (Protokoll-Nr. 1—510) aus:

255 neuroektodermalen Geschwülsten
143 nicht-gliösen Hirntumoren
40 Explantationsansätzen normalen, größtenteils unreifen Hirngewebes
52 Explantationsansätzen nicht-nervalen Gewebes (Organgewebe, Organgeschwülste)
sowie einer Reihe permanenter Zellinien.

Bei einer Durchschnittszahl von 18×6 Einzelexplantaten pro Explantationsansatz berücksichtigt die vorliegende Untersuchung Form, Intensität und Eigenheiten des Wachstums sowie die histologischen und cytologischen Besonderheiten von etwa 50000 Einzelkulturen, die kultivierten Zellsuspensionen nicht eingerechnet.

Nach den aus dem histologischen Schnittpräparat gestellten Diagnosen ergibt sich für unser Untersuchungsmaterial folgende Einteilung:

Medulloblastome	12	Neurinome	32
Retinoblastome	12	Meningeome	77
Spongioblastome	12	Angioblastome (LINDAU)	11
Oligodendrogliome	18	Craniopharyngeome	7
Astrozytome	37	Hypophysenadenome	10
Glioblastome	103	metastatische Hirngeschwülste	38
Ependymome	16	Melanoblastome	9
Plexuspapillome	4		

1. Material und Methoden
(Abb. 1—3)

Außer menschlichem Hirngeschwulstgewebe wurden in unseren Untersuchungen zur Explantation verwendet:

Fetales sowie jugendliches Hirngewebe verschiedener Tierarten (Rind, Kaninchen, Ratte, Maus, Huhn),

menschliche epitheliale und mesenchymale Geschwülste sowie Gewebe verschiedenster tierischer Organe,

zwei in ständiger Subkultivation gehaltene Zellinien (permanent cell strains), und zwar die von einem menschlichen Portio-Carcinom abgeleiteten HeLa-Zellen (G. O. GEY) und den von einem einzelnen Mäuseunterhautfibroblasten abgeleiteten L-strain (W. R. EARLE), für deren Überlassung wir den genannten Autoren besonders zu Dank verpflichtet sind.

Die Züchtung der verschiedenen Gewebsarten erfolgte:

1. auf der ebenen Bodenfläche liegender Vierkantflaschen oder Kolle- und Erlenmeyerkolben (Abb. 1),

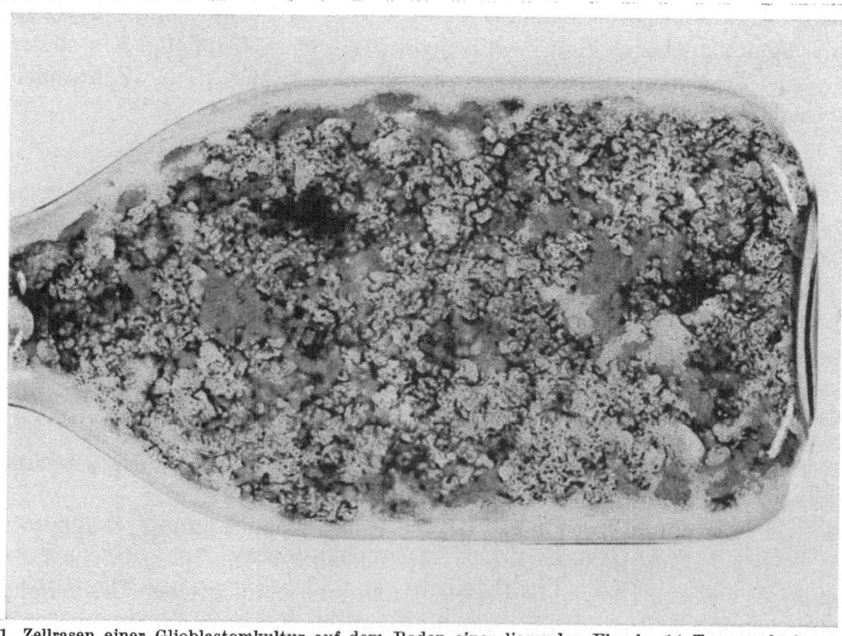

Abb. 1. Zellrasen einer Glioblastomkultur auf dem Boden einer liegenden Flasche 14 Tage nach Aussaat der trypsinierten Zellsuspension. H.-E. 1 : 2

2. unmittelbar an der Wand stationärer oder rotierender Reagenzgläser (Abb. 2 oben),

   3. auf Deckglasstreifen in den genannten Reagenzröhrchen (Abb. 2 unten).

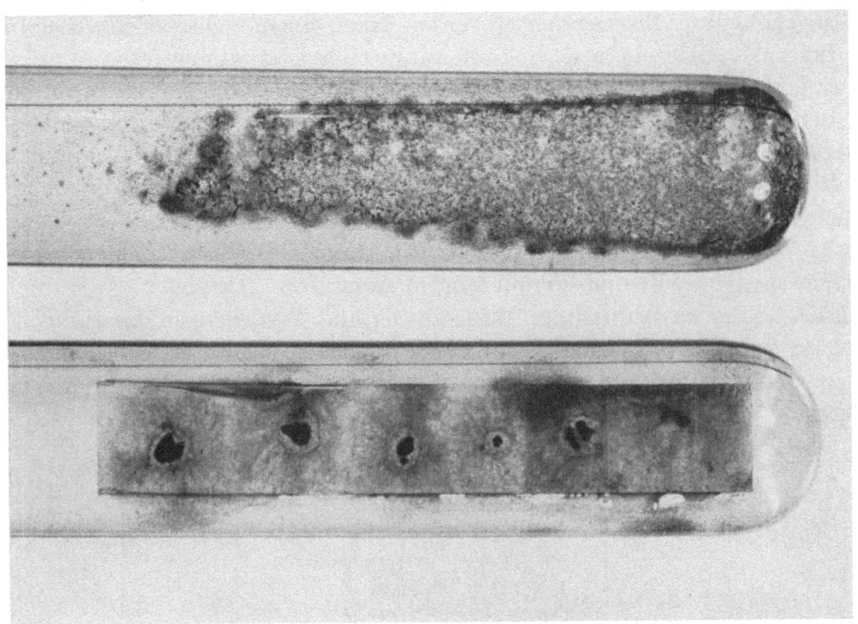

Abb. 2. Oben: Meningeomkultur an der Wand eines Reagenzröhrchens 3 Tage nach Aussaat einer Zellsuspension. H.-E. 1:1. Unten: Glioblastomkulturen auf einem Deckglasstreifen in Reagenzröhrchen 7 Tage nach Explantation. H.-E. 1:1

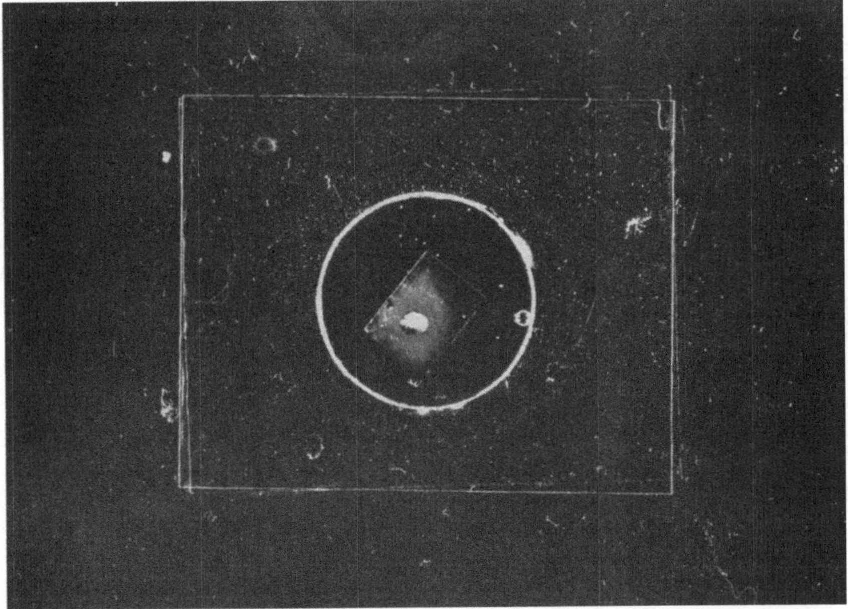

Abb. 3. Glioblastomkultur auf Deckglasstreifen in stationärer Kammer zur Phasenkontrastbeobachtung. Lebendaufnahme gegen schwarzen Hintergrund. 1:1

4. in planparallelen stationären Deckglaskammern, in der von G. O. GEY ursprünglich beschriebenen Anordnung (Abb. 3).

Da in den vorgelegten Untersuchungen Experimente mit infektiösem Material nicht durchgeführt wurden, konnte auf eine Desinfektion der zur Züchtung benutzten Glasgefäße durchweg verzichtet werden. Nach einem mehrere Tage dauernden Aufenthalt der Glasgefäße in Schwefelsäure oder Chromschwefelsäure zur Zerstörung und Auflösung anhaftender Gewebsteile wurden die Gefäße gründlich in einer Seifenlösung gesäubert und anschließend mehrere Stunden in fließendem Wasser und mehrfach erneuertem Aqua dest. gespült. Nach dem Abtropfen wird die Öffnung der Gefäße mit einer Metallfolienkapsel locker verschlossen und das gesamte Glasgerät 30 min lang bei 150°C trockener Hitze sterilisiert. Die zum späteren Verschluß der Gefäße notwendigen Gummistopfen werden mehrfach in Leitungswasser gespült und 20 min lang in Aqua dest. gekocht.

Als *Lösungen* zur Aufnahme, Aufbereitung und Trypsination des zur Explantation vorgesehenen Gewebes, zum Auswaschen trypsinierter Zellsuspensionen sowie zur endgültigen pH-Einstellung der Nährflüssigkeit der Kulturen wurden benutzt:

1. *phosphatgepufferte Salzlösung* (PPS), pH 7,5, bestehend aus:

NaCl	8,0 g
KCl	0,2 g
$MgCl_2 \times 6\ H_2O$	0,1 g
Na_2HPO_4	1,15 g
KH_2PO_4	0,2 g
$CaCl_2$	0,1 g
Aqua dest. ad	1000 ml

2. *Trypsinlösung.* Zur Herstellung von Zellsuspensionen des Ausgangsgewebes sowie zur Ablösung der permanenten Zellstämme von ihrer Glasunterfläche wird eine 0,25%ige Lösung von Trypsin in PPS verwendet. In unseren Untersuchungen hat sich das Präparat TRYPSIN-DIFCO 1 : 250 bewährt. Die Lösung wird ebenso wie die PPS bei Kühlschranktemperatur aufbewahrt und ist längere Zeit haltbar. Vor Gebrauch wird sie auf 35°—37°C erwärmt.

3. Die endgültige *pH-Einstellung* des Nährmediums, die je nach kultivierter Gewebsart ein gering unterschiedliches Optimum hat und für den Nährflüssigkeits-*austausch* alkalischer sein darf als für die Erstbeschickung der Kulturen, erfolgt mit Hilfe einer etwa 10%igen $NaHCO_3$-Lösung in Aqua bidest. Das im Nährmedium zu 0,0002% enthaltene Phenolrot ist bei einiger Übung ein ausreichender Indicator.

4. Als *physiologische Lösung*, die unter Umständen auch in der Lage ist, eine anspruchslosere, ausgewachsene Zellkolonie (HeLa-Zellen, Nierenepithelkulturen u. ä.) über längere Zeit ohne Degenerationen und ohne merkliche Proliferation zu unterhalten, hat sich in allen unseren Untersuchungen das von ENDERS in die virologische Gewebekulturdiagnostik eingeführte *Rinderfruchtwasser* hervorragend bewährt. Der gravide Rinderuterus wird auf dem Schlachthof in toto entnommen und an seinem cervixnahen Ende aufgehängt. Oberhalb des nun im unteren Teil des Sackes liegenden Feten wird eine handgroße Stelle mit Alkohol abgerieben und abgeflammt. Nach sorgfältiger Durchtrennung der Muskelschicht wird das Amnion durch einen Stich mit dem Skalpell breit eröffnet und das im Strahl herausfließende Fruchtwasser in Weithalskolben aufgefangen. Je nach der Größe des

Feten gelingt es dabei, 3—4 l wasserklaren, leicht gelblich getönten, u. U. geringfügig getrübten Rinderfruchtwassers zu gewinnen, das, in kleinere Portionen abgefüllt, bei Kühlschranktemperatur oder gefroren nahezu unbegrenzt haltbar ist. Dieses Rinderfruchtwasser stellt den wesentlichen Grundstoff des Nährmediums für die Gewebskultivation dar und wird ebenso wie die vorher genannten Lösungen vor der Aufbewahrung durch Filtration unter Überdruck durch eine Seitz EKS Filterplatte sterilisiert.

5. Zur Gewinnung des als Zusatz zur Nährflüssigkeit notwendigen *Pferde*resp. *Kälberserums* wird bei der Schlachtung der Tiere das Blut in hohen, zylinderförmigen, 1—2 l fassenden Gefäßen aufgefangen. Nach der Gerinnung wird der Blutkuchen mit einem Glasstab von der Gefäßwand gelöst und nach Verbringung der Gefäße in den Kühlraum durch eine Siebplatte mit aufgelegtem Gewicht komprimiert. Der aus Blutserum mit suspendierten Erythrocyten bestehende Überstand wird von Zeit zu Zeit abgegossen, und die roten Blutkörperchen werden durch 10 min lange Zentrifugation bei 3- bis 5000 UPM sedimentiert. Die Serumüberstände werden gesammelt, 30 min bei 56° inaktiviert und durch Seitz-Filtration sterilisiert. Das Serum wird in kleine Portionen von 50—100 ml aufgeteilt und bei —20°C eingefroren. Es ist so unbegrenzt haltbar. Vor Gebrauch wird es im Wasserbad aufgetaut und der Nährflüssigkeit zugesetzt.

Als *Nährflüssigkeit* verwendeten wir in unseren Untersuchungen bei allen Gewebsarten gleichmäßig eine Mischung von Rinderfruchtwasser, Kälberserum und synthetischem Nährmedium für Gewebekulturen (TCM 199) im Verhältnis von 45 : 10 : 45. Das von MORGAN, MORTON und PARKER in die Gewebekulturtechnik eingeführte Medium TCM 199 stellt eine Mischung der verschiedenen Salze, Aminosäuren, Vitamine, Nucleinsäuren, Glucose u. a. dar und findet im wesentlichen dort Verwendung, wo Wert auf eine chemisch definierte Nährflüssigkeit gelegt wird. Die angegebene Mischung hat sich in unseren Kultivationen als besonders proliferationsfördernd bewährt. Ein Antibioticazusatz (200 E Penicillin G und 100 μg Streptomycin per ml der Flüssigkeit) sowie die pH-Einstellung komplettieren die Nährflüssigkeit, die — möglichst nach erneuter Seitz-Filtration — bei +4°C längere Zeit aufbewahrt werden kann.

(Von der Verwendung einer 5%igen Lösung von Lactalbuminhydrolysat und Hefe in Hanksscher Flüssigkeit anstelle des TCM 199, wie wir es zu Beginn unserer Untersuchungen gelegentlich benutzten, sind wir wegen der günstigeren Ergebnisse mit dem oben angegebenen Nährmedium abgekommen.)

Nachdem wir uns davon überzeugen konnten, daß steril gewonnenes *Hühnerplasma* bei Kühlschranktemperatur seine Coagulationsfähigkeit über Monate behält, haben wir es aufgegeben, häufiger geringe Blutmengen durch die Punktion der Flügelvene eines Hahnes zu gewinnen, sondern verfahren folgendermaßen: ein junger Hahn wird nach 2 oder 3 Fasttagen leicht mit Äther narkotisiert. Nach sorgfältiger Hautdesinfektion wird beiderseits die Arteria carotis eröffnet und das Blut unter leichtem Schütteln in Gefäßen, die eine entsprechende Menge Heparin enthalten (20 mg-% im Verhältnis 1 : 100) aufgefangen. Eine Gerinnungsverhütung durch die Paraffinierung der Auffanggefäße bietet nach unseren Erfahrungen keine wesentlichen Vorteile. Das Blut wird zentrifugiert und das nach längerem Fasten des Spendertieres klare, bernsteinfarbige Plasma wird in Portionen zu 0,5 oder 1 ml in Ampullen eingeschmolzen und bei Kühlschranktemperatur aufbewahrt. Äußerste Sterilität bei der Entnahme ist für die Haltbarkeit des Plasmas Vorausbedingung.

Der zur Coagulation des Plasmas und damit zur Fixation der Gewebspartikel an der Glaswand des Röhrchens notwendige *Hühnerembryonalextrakt* (HEE) wird ebenfalls unter sterilen Kautelen hergestellt. 9—13 Tage lang bebrütete Hühnereier werden über der Luftblase am stumpfen Ende eröffnet und die Embryonen steril entnommen. Die in einem Becherglas gesammelten Embryonen werden mit ungefähr der gleichen Menge Salzlösung oder Fruchtwasser versetzt und in einem Homogenisator mehrere Minuten lang bei hohen Touren zerkleinert. Das resultierende Homogenat wird 10 min lang bei 3- bis 5000 UPM zentrifugiert und der Überstand in Ampullen abgefüllt. Tiefgefroren hält sich der Embryonalextrakt mehrere Monate. Der beim Auftauen des HEE als Folge der Tiefkühlung entstehende wolkige Niederschlag soll möglichst nicht auf die Kultur gebracht werden, da er die Beobachtung und spätere Fixation und Färbung der Zellen erschwert. Man läßt den Niederschlag absinken und verwendet lediglich den wenig getrübten Überstand. Eine erneute Zentrifugation zur Klärung erwies sich in diesen Fällen als unzweckmäßig, da sie mit einem erheblichen Aktivitätsverlust des HEE verbunden war.

2. Die Explantation der Gewebe

Das gesamte, bei der Operation entfernte Geschwulstgewebe wird in eine sterile Petrischale übernommen und sorgfältig zerlegt. Je nach Größe des Blastoms werden 6—8 erbsgroße Partikel aus den verschiedenen Regionen des Blastoms entnommen und in ein zu einem Drittel mit Nährflüssigkeit, Rinderfruchtwasser oder gepufferter Salzlösung gefülltes Zentrifugenglas mit rundem Boden übertragen. In diesem Glas werden die Gewebsstückchen mit einer gebogenen Schere bis zu einer Partikelgröße von etwa 0,5—1 mm Kantenlänge zerkleinert und anschließend durch Absaugen und Neuauffüllung des Flüssigkeitsüberstandes mehrfach gewaschen. Die Vorbereitung des zur Explantation vorgesehenen Hirngewebes erfolgt in entsprechender Weise. Die Zerkleinerung des entnommenen Gewebes und die Aufnahme der pflanzbereiten Partikel in die fertige Nährlösung war in jedem Fall der hier besprochenen Explantationen spätestens 30 min nach der Entnahme der Geschwulst resp. des Hirngewebes abgeschlossen. Eine gelegentliche Aufbewahrung des zerkleinerten Materials in Nährflüssigkeit bei Kühlschranktemperatur für wenige Stunden, hatte auf die Proliferationsfähigkeit des explantierten Gewebes keinen hemmenden Einfluß.

a) Die Partikelexplantation in Rollkulturen
(In Anlehnung an G. O. GEY)

Die im unteren Drittel starkwandiger Reagenzröhrchen zur Aufnahme der Explantate mit Movital F fixierten Deckglasstreifen (8 × 50 mm) werden mit Hilfe einer über der Gasflamme ausgezogenen, feinen Capillarpipette dünn und gleichmäßig mit Hühnerblutplasma bestrichen. Das zerkleinerte Gewebe wird in eine an der Spitze abgebogene Pflanzpipette übernommen, und die Gewebspartikel werden einzeln oder in Gruppen hintereinander auf den vorbereiteten Deckglasstreifen aufgesetzt. Die Zugabe eines Tropfens Hühnerembryonalextrakts pro Deckglas führt alsbald zur Gerinnung des Plasmas und zur Fixation der Explantate an der Glasunterfläche. Nach kurzer Inkubation (30 min bei 36°—37°C) wird den Röhrchen je 2—2,5 ml der Nährflüssigkeit zugesetzt; sie werden erneut über der Flamme verkorkt und anschließend in einer Schräglage von etwa 5° bei 20 Umdrehungen pro Stunde im Brutschrank bei 36°—37°C aufbewahrt. Durch die langsame Rotation der Röhrchen in dem durch einen kleinen Elektromotor getriebenen Roller werden die Kulturen abwechselnd in die Nährflüssigkeit eingetaucht und dem Luftsauerstoff ausgesetzt. Dadurch wird die bei längerem Aufenthalt unterhalb des Flüssigkeitsspiegels häufiger auftretende Ablösung der Explantate verhindert und die Proliferation der Zellkulturen verstärkt.

b) Die Aussaat von Zellsuspensionen

(In Anlehnung an DULBECCO und VOGT, YOUNGNER u. a.)

Die der Geschwulst entnommenen Partikel werden nur grob zerkleinert, dann mehrfach in Phosphatpuffer gewaschen und schließlich in phosphatgepufferter Trypsinlösung aufgenommen. In dieser Lösung wird das Gewebe in einen kleinen Erlenmeyerkolben übertragen, dessen Boden von kleinen Glasperlen eben bedeckt ist und der einen in Glas eingeschmolzenen Magnetstab enthält. Unter langsamer Drehung des Stabes über einem rotierenden Elektromagneten werden unter der Einwirkung des Trypsins und der mechanischen Reibung der Glasperlen mehr und mehr Zellen von der Oberfläche der Gewebspartikel abgelöst. Diese durch die Rotation isoliert in Suspension gehaltenen Geschwulstzellen werden von Zeit zu Zeit mitsamt dem trypsinhaltigen Überstand abgesogen und in ein Eisbad zur Unterbrechung der Enzymwirkung überführt. Durch mehrfaches Abzentrifugieren (5 min bei 1000—1500 UPM) und Ersatz des Überstandes durch Pufferlösung wird das Trypsin aus der Zellsuspension entfernt. Die Zellen werden schließlich nach Zählkammerkontrolle in der gewünschten Menge Nährflüssigkeit aufgeschwemmt und entweder in flache Glaskolben oder Reagenzröhrchen übertragen. In den zunächst unbewegt gehaltenen Behältern sedimentieren die Zellen, und die Proliferation der Kulturen vollzieht sich ohne Zwischenträger unmittelbar an der Glaswand resp. auf dem Deckglasstreifen. Die Deckglasröhrchen können längere Zeit stationär gehalten werden oder nach 24—48 Std. ebenso wie die Partikelexplantate zur stärkeren Stimulation des Wachstums langsam gedreht werden.

Die *Subkultivation* der permanenten Zellstämme (HeLa-Zellen, L-strain) erfolgt in analoger Weise. Die über den Kulturen befindliche Nährflüssigkeit wird durch die gleiche Menge Trypsinlösung ersetzt, die innerhalb von 10—20 min den Zellbelag vom Boden des Gefäßes ablöst. Die so entstehende Zellsuspension wird mehrfach zentrifugiert, ausgewaschen und schließlich in einer gegenüber vorher 3- bis 5fach größeren Menge Nährflüssigkeit aufgenommen und erneut ausgesät.

Mit beginnender Zellproliferation und zunehmendem Stoffwechsel der sich entwickelnden Zellkolonien verändert sich das pH der Nährflüssigkeit, was am Umschlag des Indicators abzulesen ist. Im allgemeinen wird die Nährflüssigkeit erstmals nach 3—5 Tagen erneuert und dann fortlaufend jeweils bei Indicatorumschlag ersetzt. Empfindliche Gewebekulturen werden häufiger umgesetzt, wobei jedoch nur die Hälfte des Nährmediums ersetzt wird, um stärkere pH-Schwankungen zu vermeiden.

Während in beiden Fällen — sowohl bei der Partikelexplantation als auch der Aussaat von Zellsuspensionen auf Deckglasstreifen in Reagenzgläsern — Beginn und Fortschritt der Zellproliferation unter einer stereoskopischen Lupe bei 25- bis 40facher Vergrößerung ausreichend gut zu verfolgen ist und der Zeitpunkt für die Entnahme, Fixation und Färbung der Kulturen leicht bestimmt werden kann, ist diese Technik für die Durchführung cytologischer Untersuchungen am lebenden Objekt wenig geeignet. Hierzu bedarf es der *phasenkontrastoptischen* Betrachtung von Zellkulturen, die entweder primär in *planparallelen Kammern* angezüchtet oder aus Deckglasröhrchen später in solche übertragen wurden. Aus ökonomischen Gründen haben wir bei unseren Untersuchungen die zweite Technik bevorzugt, da hier die Möglichkeit der vorherigen Auswahl geeigneter, bereits ausgewachsener Kulturen besteht.

Die von uns für kurzfristige — zwei bis drei Wochen dauernde — Beobachtungen benutzten Kammern bestehen nach der ursprünglichen Angabe von G. O. GEY aus einem etwa $7^1/_2 \times 10$ cm großen Objektträger normaler Stärke mit einer zentralen Bohrung von 20 mm Durchmesser, die die *Kulturkammer* darstellt. Boden und Dach bestehen aus normalen, 30×40 mm Deckgläsern (Dicke 0,17 mm), von denen das untere Deckglas vor der Sterilisation mit Movital F fest an den Objektträger fixiert wurde. Der zur Übertragung vorgesehene Deckglasstreifen wird mit einem sterilen Haken von der Wand des Reagenzglases gelöst und in ein Schälchen mit angewärmter Nährflüssigkeit übertragen. Anhängende Movital- und Plasmafäden werden entfernt und der Streifen je nach Anzahl der vorhandenen Explantate in mehrere quadratische Stücke unterteilt. Diese werden einzeln in die Kammern übertragen und mit Nährflüssigkeit überschichtet. Das nach Auflegen des oberen Deckglases unter seinen Rändern hervorquellende Nährmedium wird mit Fließpapier abgesaugt und der Kammerdeckel so unverschieblich fixiert. Eine weitere Fixation durch Umrandung erübrigt sich. Auf diese Weise hergestellte Gewebekulturen in stationären Kammern bieten für eine phasenoptische Untersuchung im Einzelbild oder in der Zeitrafferaufnahme besonders günstige Voraussetzungen. Die bei stärkerer Proliferation des Gewebes täglich erforderliche Erneuerung der Nährflüssigkeit bereitet keine Schwierigkeiten. Die beim Anheben des oberen Deckglases gleichzeitig mit hinausgehobene Flüssigkeit wird mit einem Fließpapierstreifen entfernt, die Kammer neu gefüllt und mit einem neuen Deckglas verschlossen. Infolge des durch das Absaugen des überschüssigen Nährmediums durch einen aufgelegten Fließpapierstreifen entstehenden Sogs nach außen ist eine Verunreinigung der Kammer so gut wie ausgeschlossen. Dieser Vorteil erlaubt den Verzicht auf eine kontinuierlich durchströmte Perfusionskammer mit ihrer für die Beobachtung der cellulären Bewegungsvorgänge hinderlichen Passivbewegung. Bei noch ausreichender Proliferationstendenz des Gewebes zum Zeitpunkt der Übertragung kommt es nicht selten zu einem Überwuchern der Zellen vom Deckglasstreifen auf den Boden der Kammer. Nach Entnahme des Deckglases und Umkehr der Kammer können diese Zellen mit den stärksten Immersionsobjektiven betrachtet werden. Zellsuspensionen werden unmittelbar in die Kammer ausgesät.

Die *Fixation* und *Färbung* der Gewebekulturen kann mit allen in der normalen und pathologischen Histologie gebräuchlichen Methoden erfolgen. Besonders vorteilhaft erweist sich die Tatsache, daß infolge der geringen Schichtdicke der Zellkolonien — sie sind im allgemeinen monocellulär — auf eine besondere Durchdringungsfähigkeit der Fixationsmittel verzichtet werden kann. Falls nicht eine bestimmte Färbung eine besondere Fixation erfordert, hat sich in unseren Untersuchungen eine primäre Fixation mit 96%igem Äthanol durchaus bewährt, wobei allerdings wegen der Gefahr der Zellschrumpfung bereits nach wenigen Minuten der hochprozentige Alkohol durch eine niedrigere Verdünnungsstufe (90—80%) ersetzt werden muß. An Färbungen wurden vorwiegend die gebräuchlichen Kern- und Cytoplasmagegenfärbungen benutzt. Von den Silberimprägnationen der Neurohistologie war zur Darstellung der bei Anwendung der Anilinfarben oft nur schwach dargestellten Zellgrenzen das Protargol-Kupferbad nach BODIAN besonders geeignet, insbesondere in Form der doppelten oder dreifachen Imprägnation. Die von der Imprägnation der Schnittpräparate bekannte Elektivität der verschiedenen Silbermethoden läßt sich an Gewebekulturen nervösen und gliösen Gewebes — abgesehen von einer distinkt stärkeren Imprägnation der Neurofibrillen im Bodian-Präparat kultivierten Hirngewebes — nicht demonstrieren. Unsere eigenen Bemühungen um eine Adaptation der metallischen Gliamethoden an die Verhältnisse der Hirngewebe- und Hirngeschwulstkultur blieben bisher ohne wesentlichen Erfolg.

3. Ergebnisse

Eine den eingangs herausgestellten Kriterien genügende Proliferation des Geschwulstgewebes — der Glia resp. des Parenchyms bei nicht-blastomatösen Kulturen — erzielten wir in etwa 90% der Explantationsansätze, wobei der Erfolg der Kultivation bei den mesenchymalen Geschwülsten, den epithelialen Normalgeweben und dem embryonalen Hirngewebe nahezu 100% erreicht. Der Kultivationsversuch hatte ein positives Ergebnis bei:

10 von 12 Medulloblastomen,
10 von 12 Retinoblastomen,
11 von 12 Spongioblastomen,
16 von 18 Oligodendrogliomen,
33 von 37 Astrozytomen,
99 von 103 Glioblastomen,
15 von 16 Ependymomen,
 3 von   4 Plexuspapillomen,
30 von 32 Neurinomen,
74 von 77 Meningeomen,
11 von 11 Angioblastomen,
 7 von   7 Craniopharyngeomen,
 6 von 10 Hypophysenadenomen,
24 von 38 metastatischen Hirngeschwülsten,
 8 von   9 Melanoblastomen,

= 357 von 398 Hirngeschwülsten

. Die überraschend geringe Zahl der Versager — 10% — streut zudem nicht über den gesamten dreijährigen Zeitraum der Untersuchung, sondern gruppierte sich im wesentlichen um zwei Termine, bei denen es einmal zu einer Verunreinigung der Nährmedien resp. ungenügenden Sterilisation des Glasmaterials, zum anderen zu einem Aktivitätsverlust des Embryonalextraktes gekommen war. Der Neuansatz der Lösungen, die erneute Sterilisation der Glasgeräte und die Herstellung frischen

Hühnerembryonalextraktes führten bei der Neuanzucht weiterer Kulturen unmittelbar zum Erfolg. Bei den verbleibenden Fällen unregelmäßig über die Versuchszeit verstreuter Versager handelt es sich fast ausschließlich um intracerebrale Carcinom-Metastasen (mehr als ein Drittel negative Kultivationsergebnisse!), deren Überlebenszeit offenbar deutlich geringer ist als die der hirneigenen oder gar der meningealen und neuralen Geschwülste.

Aus dem Gesamtergebnis unserer Untersuchungen ist daher zu folgern, daß im Prinzip jede der von uns kultivierten Geschwulstarten in vitro zu einem mehr oder weniger ausgedehnten Wachstum und Zellvermehrung befähigt ist und grundsätzliche Unterschiede in der Wachstums*bereitschaft* nicht bestehen. Diese Feststellung ist deswegen besonders wichtig, weil noch in der jüngsten Literatur der mangelnden Züchtbarkeit bestimmter Gliomformen eine wesentliche Bedeutung zugemessen wird. Darüber hinaus bestätigt der in unseren Untersuchungen ungewöhnlich hohe positive Kultivationserfolg die Brauchbarkeit und Zuverlässigkeit unserer vergleichsweise einfachen und auf die Produktion größerer Mengen abgestellten, an den Notwendigkeiten der modernen Virologie orientierten Züchtungstechnik.

Die einzelnen Geschwulstarten

1. Medulloblastome
(Abb. 4—9)

Gewebszüchtungen von Medulloblastomen wurden von RUSSELL und BLAND (1933) in 3 Fällen versucht. Dabei kam es lediglich in einem Fall zu einer spärlichen Migration cytoplasmaarmer Spindelzellen, die sich noch in der Nähe des Explantates abrundeten und zugrunde gingen. Ähnlich unbefriedigend waren die Ergebnisse von KREDEL (3 Fälle, 1928) und COX und CRANAGE (1 Fall, 1937). Während aus den Beschreibungen KREDELs zu entnehmen ist, daß im wesentlichen eine Fibroblastenproliferation beobachtet werden konnte, ist bei dem in vitro nur eine spärliche Rundzellenmigration aufweisenden Medulloblastom der Großhirnhemisphäre von COX und CRANAGE die Artzugehörigkeit der Geschwulst nicht ausreichend gesichert. 1959 hat LUMSDEN über die Kultivation von 4 Medulloblastomen des Kleinhirns berichtet (s. u.).

Eigene Kultivationen waren in 10 von 12 Fällen erfolgreich:

71 (N 21/58, H. M., 12j. Junge mit kurzer Kleinhirnanamnese. Operation einer linksseitigen Kleinhirngeschwulst. Histol.: Medulloblastom).

183 (N 207/58, J. S., 11j. Junge, 6 Wochen Kopfschmerz, Erbrechen, Kleinhirnzeichen. Operation eines ausgedehnten Tumors im Kleinhirnwurm. Histol.: Medulloblastom).

205 (N 227/58, K. D., 2j. Junge, Hydrocephalus. Verschluß der Liquorpassage im IV. Ventrikel. Operation eines Tumors im Kleinhirnwurm. Histol.: Medulloblastom).

325 (N 197/59, K. L., 9j. Junge, 8 Wochen Kopfschmerz und Erbrechen. Operation eines Tumors im IV. Ventrikel. Histol.: Medulloblastom).

353 (N 250/59, U. D., 1j. Mädchen, Hydrocephalus. Operation einer Geschwulst des Kleinhirnwurmes. Histol.: Medulloblastom).

356 (N 255/59, L. N., 2¹/₂j. Mädchen, Hydrocephalus. Hirndruckanamnese. Operation einer großen, von der Zirbeldrüse ausgehenden Geschwulst. Histol.: Medulloblastom — Pineoblastom).

436 (N 99/60, B. L., 5 Monate alter Junge, Hydrocephalus. Streckkrämpfe. Operation einer Geschwulst im Kleinhirnwurm. Histol.: Medulloblastom).

451 (N 131/60, G. S., 2j. Junge, seit einem halben Jahr Paraparese der Beine, schlaffe Lähmung der Arme. Operation einer intramedullären Geschwulst im Halsmarkbereich. Histol.: Medulloblastom).

454 (N 136/60, M. K., 7j. Junge, Hydrocephalus. Gangstörungen. Operation einer Geschwulst im IV. Ventrikel. Histol.: Medulloblastom).

497 (N 194/60, A. M., 3j. Junge, Hydrocephalus. Operation einer gut abgegrenzten Geschwulst der rechten Kleinhirnhemisphäre. Histol.: Medulloblastom).

Obwohl in der Mehrzahl der angelegten Kulturen eine deutliche und vor allem sehr charakteristische Proliferation der blastomatösen Zellen neben einer mäßigen Wucherung von aus dem Gefäßbindegewebe stammenden Fibroblasten beobachtet werden konnte, blieb in allen Fällen das Wachstum der Zellkolonien distinkt gegenüber der Proliferation der übrigen neuroektodermalen Hirngeschwülste zurück. Es war etwa dem der fibrillären Astrozytome vergleichbar. Interessant war für uns die Beobachtung eines charakteristischen Formwechsels der proliferierenden Geschwulstzellen mit fortschreitender Ausdehnung der Zellkultur. Während die Zellen der Medulloblastomkultur zunächst das Bild der aus dem Schnittpräparat bekannten, plump-spindeligen Medulloblasten mit rund-ovalem, chromatinreichem Kern in anderer Größenordnung darbieten, erkennen wir nach längerer Kultivation eine zunehmende Randverlagerung des meist unveränderten, nur gelegentlich kommaförmig abgebogenen Zellkerns bei gleichzeitiger Ansammlung des vorher polständigen Cytoplasmas im Querdurchmesser der Zelle. Gleichzeitig auftretende, feine Zellausläufer in zwei oder mehr Richtungen gewinnen Anschluß an benachbarte Elemente und verleihen der Kultur ein annähernd feinreticuläres Aussehen, wie wir es in klassischer Form von den kleinen granulären Nervenzellplexus des in vitro kultivierten embryonalen Hirngewebes kennen. Nicht selten liegen diese teils lockeren, teils aber auch dichter gefügten, cellulären Netze auf einer dünnen, in sich geschlossenen Zellschicht mesenchymaler Fibroblasten, die den Blastomzellen gleichsam als Haftunterlage dient (vgl. Hypophysenadenome). In den dichter gelagerten Zellarealen, in denen ein rundlicher oder mehr polygonaler Zelltyp vorherrscht, dessen Ausläufer nicht so deutlich sichtbar werden, wie innerhalb des lockeren Reticulums, erkennt man vereinzelt große Zellen, um deren zentral-homogenes Cytoplasma sich ein Kranz runder, chromatinreicher Kerne gruppiert, die nicht dem Bild der in älteren Kulturen häufigen, vielkernigen, als Degenerationsprodukt zu deutenden Symplasmen entsprechen und für die ein Äquivalent im histologischen Schnittpräparat fehlt, falls man sie nicht als mißglückte Rosettenbildungen ansprechen will.

Das Ergebnis unserer Medulloblastomkultivationen vermag den von LUMSDEN erhobenen Befund, daß Medulloblastomzellen in vitro distinkt als solche erkennbare Neuriten bilden, nicht zu bestätigen. Das von ihm als charakteristisch für die Medulloblastomkultur abgebildete Präparat eines Explantates ohne Zellproliferation mit einem radiären Neuritenkranz (LUMSDEN, 1959, Abb. 269) tritt in unseren Untersuchungen nicht auf. Wir erkennen allerdings in unseren Medulloblastomkulturen gelegentlich kleinere Zellgruppen, die sowohl in ihrer Zell- und Kernform als auch in ihrer räumlichen Beziehung zueinander das typische Bild kleiner Nervenzellen darbieten. Diese Zellen verfügen in der Regel über einzelne längere Ausläufer. Wegen ihrer großen Ähnlichkeit mit den Nervenzellen in der Kultur normalen Kleinhirngewebes sowie ihres isolierten Vorkommens in nur wenigen Explantatkulturen der Minderheit unserer Fälle können wir uns jedoch nicht dazu

entschließen, diese Elemente als Abkömmlinge der Geschwulstzellen selbst anzusehen. Wir halten es für wahrscheinlicher, daß es sich bei ihnen um überlebende
Partikel mit explantierter Kleinhirnrinde handelt. Unsere Auffassung wird

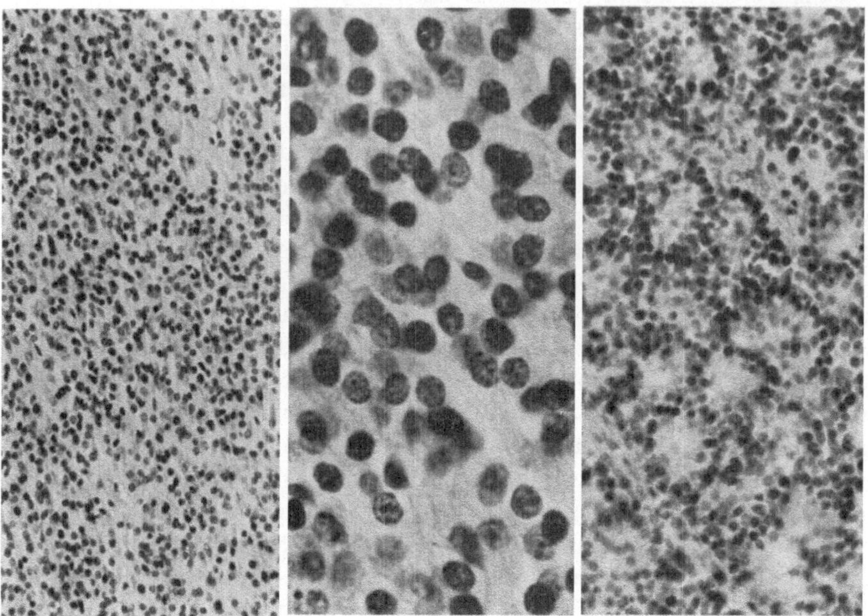

Abb. 4. Links und Mitte: Schnittpräparat eines Medulloblastoms (183). H.-E. 80 resp. 400:1. Rechts: Schnittpräparat eines Retinoblastoms (265) mit deutlicher Anordnung der Geschwulstzellen in Rosetten. H.-E. 160:1

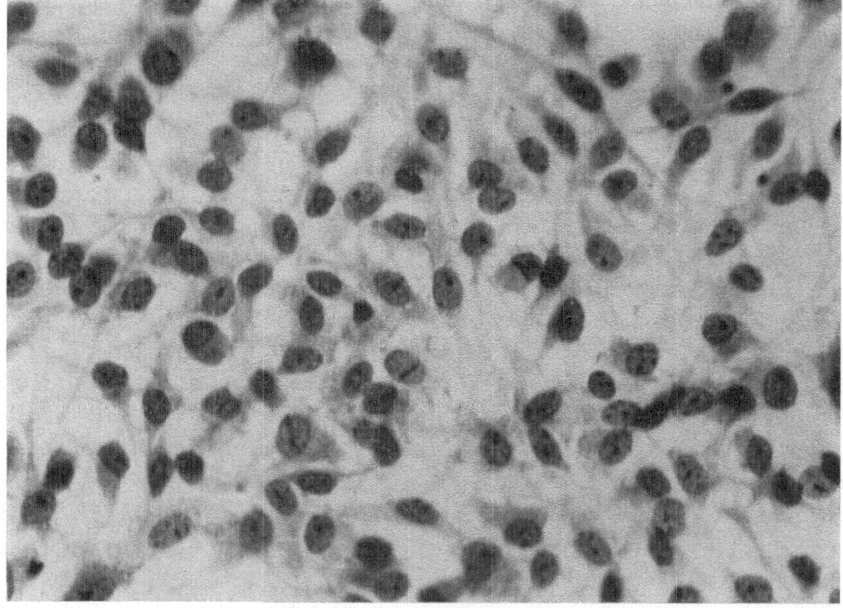

Abb. 5. 10 Tage alte Kultur eines Medulloblastoms (183). Rundliche Kerne mit exzentrisch angelagertem Cytoplasma, meist uni- oder bipolar. H.-E. 160:1

unterstützt durch das Vorkommen gleicher isolierter Zellverbände in der Kultur der Medulloblastome der Netzhaut, den sog. Retinoblastomen, bei denen eine gleichzeitige Explantation von Körnerschichtanteilen praktisch nicht zu vermeiden ist, sowie ihr Fehlen in den Explantatkulturen eines Medulloblastoms der Pinealis (Pineoblastom), dessen Verhalten in vitro ansonsten mit dem der Kleinhirnmedulloblastome weitgehend übereinstimmt.

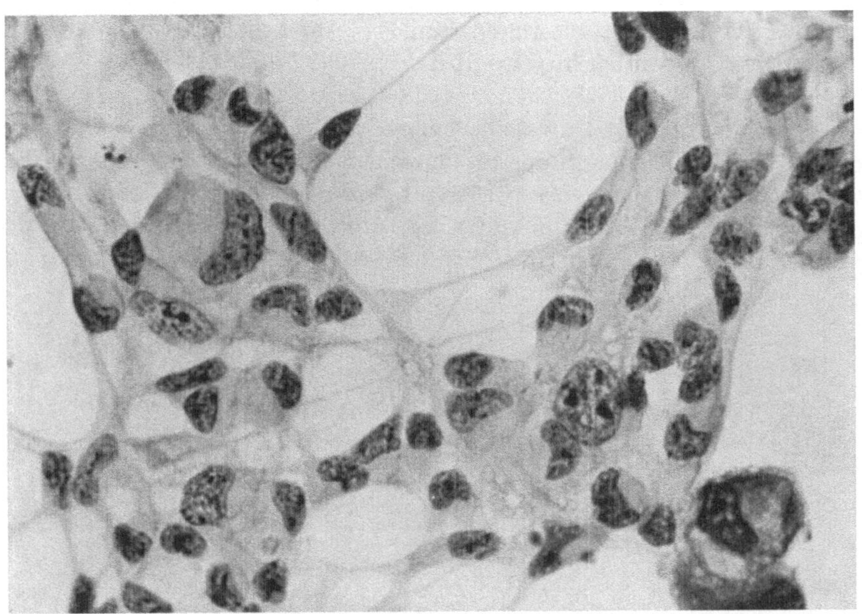

Abb. 6. Gleiche Geschwulst wie in Abb. 5 drei Wochen nach Explantation. Stärkere Kernpolymorphie; deutlichere Darstellung des Cytoplasmas. H.-E. 400:1

Leider verfügen wir nicht über eigene Erfahrungen in der Kultivation von Neuroblastomen des Sympathicus. Aus den vorliegenden Untersuchungen von MURRAY und STOUT über das Verhalten der Sympathicoblastome resp. Neuroblastoma sympathicum ist jedenfalls zu entnehmen, daß die bei dieser Geschwulst im Vordergrund stehende Proliferation faserartiger Zellausläufer — von MURRAY und letzthin auch von GOLDSTEIN und PINKEL als Neuriten bezeichnet — einen wichtigen, differentialdiagnostisch verwertbaren Unterschied zu der Kerngruppe der Medulloblastome des Kleinhirns darstellt. Gelegentlich soll es nach den Angaben von GOLDSTEIN und PINKEL in der Neuroblastomkultur auch zur Ausdifferenzierung großer Ganglienzellen kommen. Die entsprechenden Abbildungen sind jedoch nicht überzeugend.

Retinoblastome

Von besonderem Interesse ist ein Vergleich der Medulloblastomkultur mit der in vitro-Formation des Retinoblastoms, über dessen Gewebszüchtung in der uns zugänglichen Literatur bisher nichts berichtet worden ist. Wir hatten Gelegenheit, bisher 12 solcher in der Universitäts-Augenklinik Bonn (Direktor Prof. Dr. J. K. MÜLLER) operierter Geschwülste zu explantieren, davon 10mal mit Erfolg (181,

212, 239, 265, 301, 309, 377, 413, 508, 510). Die Intensität der Geschwulstzellproliferation in vitro entsprach etwa der der Medulloblastome des Kleinhirns; nur in wenigen Fällen war sie deutlich stärker. Der Retinoblast in vitro ist charakterisiert durch einen runden, relativ chromatinreichen Kern, von dem uni- oder bipolar ein zarter, länglicher Cytoplasmafortsatz abgeht. Geschwulstcharakteristische Strukturen der in vitro gebildeten Zellverbände werden bei Retinoblastomen ebenso wie beim Medulloblastom des Kleinhirns nicht erkannt. Rosetten, die im Schnittpräparat der meisten unserer Retinoblastome — jedoch nicht der Medulloblastome — vorhanden sind, wurden in vitro nicht gebildet. Vergleicht man das Bild der Retinoblastomkultur mit dem der Medulloblastome des Kleinhirns, so sind bei großer Ähnlichkeit gewisse Unterschiede innerhalb dieser von ZÜLCH und anderen Autoren als Medulloblastomgruppe zusammengefaßten Geschwülste des kindlichen Zentralnervensystems nicht zu verkennen. Das Zellbild der Medulloblastomkultur ist gegenüber der Retinoblastomkultur fortentwickelt. Die Zellform scheint differenzierter, insbesondere in der Kultur des Pineoblastoms, in der bereits als solche

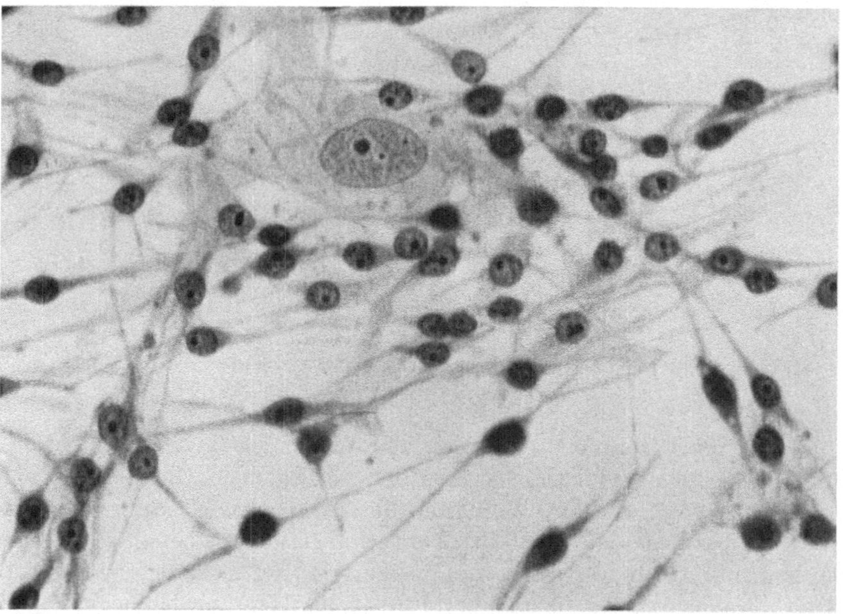

Abb. 7. 8 Tage alte Kultur eines Retinoblastoms (265). Um einen einzelnen größeren Fibroblasten in der oberen Bildhälfte gruppieren sich die rundkernigen, cytoplasmaarmen Geschwulstzellen, deren bipolare Fortsätze sich nicht verzweigen. H.-E. 160:1

erkennbare Gliazellvorstufen auftreten. Diese sich aus der Kultur ergebende Stufenreihe innnerhalb der Medulloblastomgruppe, in der die Retinoblastome die unterste, unreifste Position einnehmen, hat ihr entsprechendes Korrelat im Erkrankungsalter der Patienten, das für die Retinoblastome unserer Serie im zweiten Lebensjahr liegt, während die Kleinhirnmedulloblastome sich um das fünfte Lebensjahr gruppieren. Dieser Reifeunterschied bei gleicher Gruppenzugehörigkeit würde auch der erst kürzlich von GÄRTNER vertretenen Auffassung, daß der Tumor der Pars optica retinae nicht einfach ein in die Netzhaut lokalisiertes Kleinhirnmedulloblastom darstellt, entsprechen.

Unsere vergleichende Untersuchung der Medulloblastome des Kleinhirns und
der Pinealis sowie der Retinoblastome mit Hilfe der Gewebszüchtung hat keinen

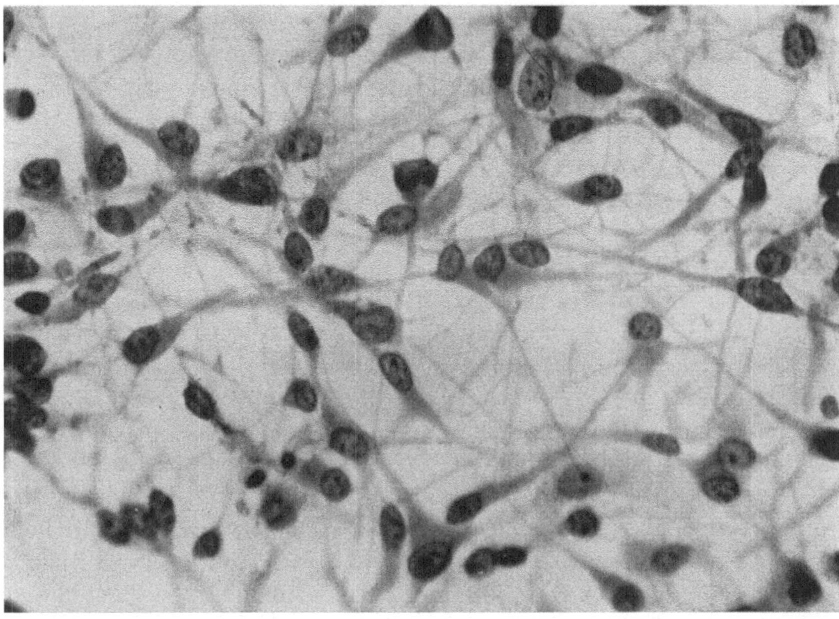

Abb. 8. 14 Tage alte Kultur eines Medulloblastoms der Pinealis (Pineoblastom). Gegenüber Abb. 7 deutliche Ausbildung eines dem rundlichen Zellkern zopfartig aufsitzenden Zelleibes mit gelegentlich mehreren Fortsätzen.
H.-E. 160 : 1

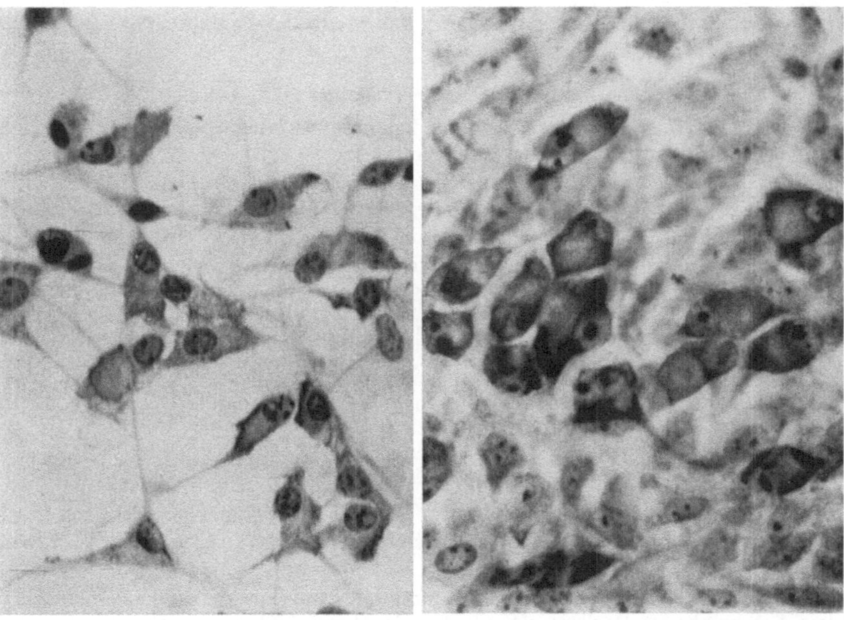

Abb. 9. Nervenzellartige Elemente aus einer Medulloblastomkultur links; Nissl, 160 : 1. Kleiner Nervenzellplexus
in der Kultur fetalen Kleinhirngewebes vom Menschen rechts; Nissl, 160 : 1

2*

Anhalt dafür erbracht, daß es sich bei diesen Geschwülsten um Neuroblastome im Sinne HORTEGAs handelt. Das Bild ihrer Kultur ist von dem des Prototyps der Neuroblastome — den Sympathicoblastomen —, nach den hierfür vorliegenden Berichten des Schrifttums zu urteilen, distinkt unterschieden.

2. Spongioblastome
(Abb. 10—13)

Über erfolgreiche Gewebszüchtungen von Spongioblastomen der Mittellinie (Chiasma, Brücke) ist bisher — offenbar wegen der operationsungünstigen Lage dieser Geschwülste — nicht berichtet worden (1 eigener Fall, unveröffentlicht). Einer kurzen Angabe DEREYMAEKERs über die Kultivation eines einzelnen Spongioblastoms ist kein Hinweis über die Herkunft der Geschwulst zu entnehmen. Bei einem weiteren Fall von RUSSELL und BLAND scheint die histologische Zuordnung des kultivierten Blastoms aus dem linken Fasciculus opticus eines 7jährigen Jungen nicht gesichert.

Lediglich über die Züchtung der sog. Kleinhirnastrozytome — nach ZÜLCH und anderen Autoren eine Untergruppe der Mittellinienspongioblastome — sind bisher positive Resultate mitgeteilt worden. DOROTHY RUSSELL u. Mitarb. berichteten in mehreren Arbeiten über die erfolgreiche Kultivation von insgesamt 6 Kleinhirnastrozytomen. Die Autoren fanden bei ihren Untersuchungen eine initiale Proliferation multipolarer Astrocyten, untermischt mit länglichen Elementen — piloiden Astrocyten im Sinne PENFIELDs —, die nur durch die gegenseitige Lagerung den Eindruck bipolarer Spindelzellen erweckten. Trotz mangelnder Vergleichsmöglichkeiten — Züchtungsversuche von Großhirnastrozytomen blieben in den Untersuchungen D. RUSSELLs stets negativ — wurde aus diesem Ergebnis geschlossen, daß die sog. Kleinhirnastrozytome in der Kultur wie Astrozytome wachsen.

Eigene Kultivationsversuche waren in 11 von 12 Fällen erfolgreich:

2 (N 185/57, K. M., 5½j. Junge, 3jährige Kleinhirnanamnese. Operation eines stark cystischen Glioms im Kleinhirnwurm. Histol.:Kleinhirnastrozytom).

16 (N 203/57, B. B., 2j. Mädchen, Hydrocephalus, Verschluß eingangs des IV. Ventrikels. Operation eines im Dach des IV. Ventrikels gelegenen Tumors. Histol.: Kleinhirnastrozytom).

105 (N 82/58, B. K., 7j. Mädchen, längere Kleinhirnanamnese. Operation eines gliösen Tumors in der rechten Kleinhirnhemisphäre. Histol.: Kleinhirnastrozytom).

130 (N 117/58, R. E., 6j. Mädchen, 4wöchige Hirndruckanamnese. Operation eines im Marklager beider Kleinhirnhemisphären gelegenen, cystischen Tumors. Histol.: Kleinhirnastrozytom).

238 (N 40/58, I. A., 7j. Mädchen mit 2jähriger Kleinhirnanamnese. Operation eines ausgedehnten, in Wurm und Hemisphären gelegenen Tumors mit großer Cyste. Histol.: Kleinhirnastrozytom).

290 (N 117/59, N. N., 11j. Junge, mehrere Monate Gangunsicherheit, Kopfschmerz, Erbrechen. Operation eines Tumors im Kleinhirnwurm. Histol.: Kleinhirnastrozytom).

297 (N 135/59, H. M., 13j. Junge, 2 Monate Kopfschmerz, Erbrechen, Schwindel, Ataxie. Operation eines gefäßreichen Tumors des Kleinhirnwurms mit Cyste. Histol.: Kleinhirnastrozytom).

307 (N 163/59, U. N., 18j. Mädchen, seit Monaten Kopfschmerz, Ataxie. Operation einer cystischen Geschwulst im Dach des IV. Ventrikels. Histol.: Kleinhirnastrozytom).

432 (N 85/60, J. P., 6j. Junge, 1jährige Hirndruckanamnese. Operation eines Tumors im Kleinhirnwurm. Histol.: Kleinhirnastrozytom).

445 (N 115/60, G. S., 26 j. Frau, seit einigen Monaten Kleinhirnzeichen. Operation einer cystischen Geschwulst der linken Kleinhirnhemisphäre. Histol.: Kleinhirnastrozytom).

472 (N 156/60, A. W., 17 j. Junge, $^1/_2$ jährige Kopfschmerzanamnese, Hydrocephalus. Tumor im Kleinhirnwurm. Histol.: Kleinhirnastrozytom).

Lediglich im Fall 130, dessen diffuse Infiltration großer Teile des Kleinhirnmarklagers eine histologische Zuordnung zu den Spongioblastomen des Kleinhirns zweifelhaft erscheinen läßt, kam es nur zu einer relativ schwachen Zellproliferation. In allen anderen Fällen setzte bereits wenige Stunden nach der Explantation eine starke radiäre Migration und Vermehrung der Geschwulstzellen ein. Die proliferierenden Zellen dieser initialen Wachstumsphase sind langgestreckt, besitzen einen länglich-ovalen Kern mit deutlichem Kernkörperchen und polständig ungewöhnlich lange und feine protoplasmatische Fortsätze. An ihrer Bipolarität besteht kein Zweifel. Unter allen in vitro kultivierten gliösen Geweben kommen sie in ihrer Form dem Bild des Spongioblasten im histologischen Schnittpräparat am nächsten. Andersartige Zellen — Fibroblasten des Gefäßbindegewebes oder multipolare Astrocyten — werden in diesen frühen Wachstumsphasen nicht erkannt.

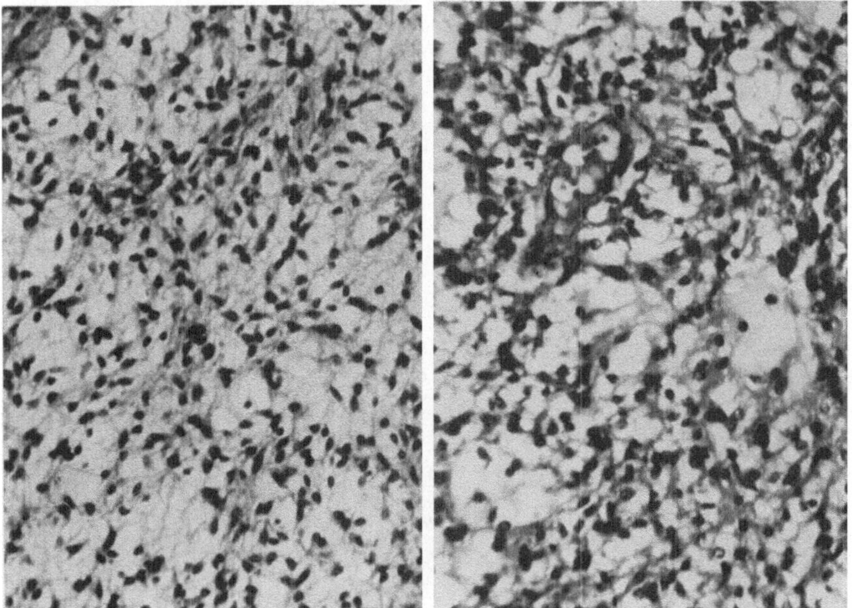

Abb. 10. Schnittpräparat eines vorwiegend spindelzelligen Kleinhirnastrozytoms links und mit kleincystischer Degeneration rechts (16). H.-E. 160 : 1

Durch die Zusammenlagerung von jeweils mehreren benachbarten Spongioblasten zu Zügen und Bündeln mit zwischen den Zellzügen liegenden freien Räumen erscheint die junge Spongioblastomkultur gegenüber dem dichten radiären Zellkranz des Fibroblastenexplantates ausgefranst. Überraschend war die Beobachtung, daß der Grad der in situ vorhandenen degenerativen Alterationen des Blastoms — kleincystischer Zerfall, Verschleimung, Umwandlung der länglichen Spongioblasten in kleine, rundliche Zellelemente — sich weder im Zellbild noch in der grobmikroskopischen Formation der Blastomkulturen zu erkennen gab. Mit fortschreitender Proliferation der Spongioblasten verliert sich das radiäre Bild der

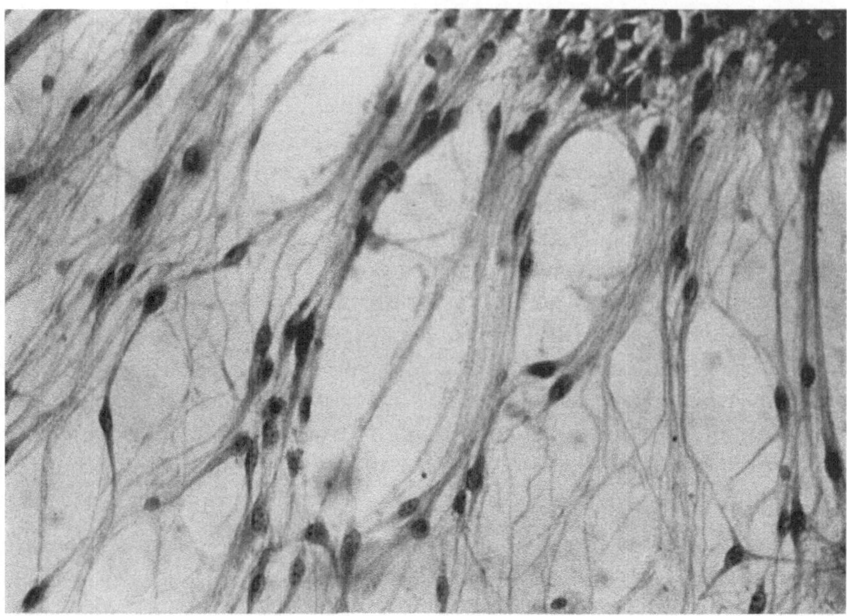

Abb. 11. 3 Tage alte Explantatkultur eines Kleinhirnastrozytoms. Deutliche Proliferation bipolarer, langgestreckter spongioblastenähnlicher Zellen. Ein Teil der zu den in Bündeln zusammengefaßten, zarten Zellfortsätze gehörenden Kerne liegt noch im Explantat. H.-E. 160 : 1

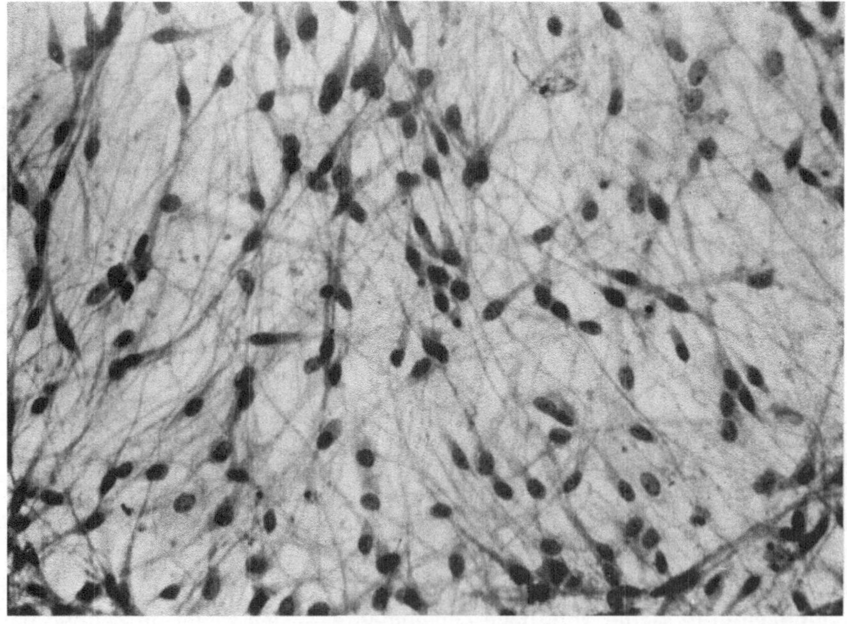

Abb. 12. Ähnliche Kultur wie in Abb. 11 zwei Wochen nach der Explantation des Geschwulstgewebes. Man erkennt ein dichtes Netz sich durchflechtender, langgestreckter bipolarer Spongioblasten. H.-E. 160 : 1

Proliferationszone, und es entstehen auf dem Deckglas ausgedehnte, mehrschichtige Rasen sich in vielen Richtungen durchflechtender, dichter Zellkolonien, deren grobmikroskopische Struktur dem Schnittpräparat des spindelzelligen, nicht degenerativ veränderten Kleinhirnastrozytoms immer ähnlicher wird. In diesem Stadium können innerhalb des dichten, spongioblastösen Netzwerkes vereinzelt kleinere multipolare Astrocyten auftreten; sie stellen jedoch stets eine verschwindende Minderheit dar. Dieses Bild der Spongioblastomkultur ändert sich auch nach mehrwöchiger Kultivation nicht mehr.

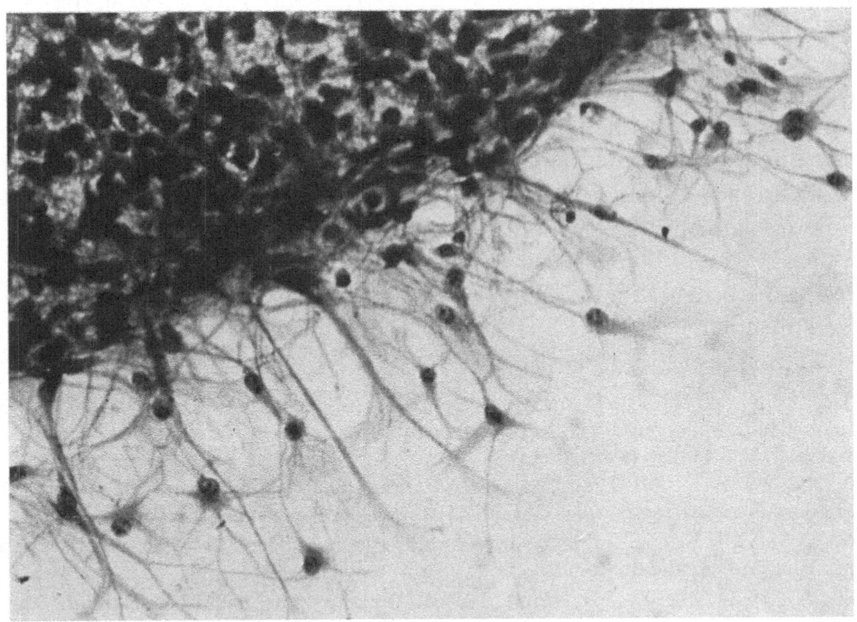

Abb. 13. Spärliche Proliferation vorwiegend multipolarer kleiner Astrocyten 10 Tage nach der Explantation des Gewebes. Kultivation in reinem Rinderfruchtwasser ohne Zusatz. H.-E. 160:1

Wesentliche Unterschiede zu dem Geschilderten sind jedoch festzustellen, wenn die normalerweise abundante Proliferation der Spongioblasten künstlich oder durch Zufall gehemmt wird. Bei der Verwendung eines inhaltsarmen Nährmediums oder bei Explantaten mit glatter Schnittfläche kommt die initiale Proliferation nur verzögert in Gang. Wir erkennen in diesen Fällen spärlicher Zellwucherung ein deutliches Überwiegen der kleinen, sternförmigen Astrocyten über die wenigen vorhandenen, langgestreckten Spongioblasten, wie es uns im Schnittpräparat bei stärkerer regressiver Veränderung des Geschwulstgewebes in situ begegnet. Die nach unserer Auffassung durch das übliche Wachstumsbild der Kleinhirnspongioblastomkultur nicht gerechtfertigte Subsummierung dieser Geschwülste unter die Astrozytome des Großhirns durch D. RUSSELL mag auf das ausschließliche Auftreten derart spärlicher Proliferationen in ihren Untersuchungen zurückzuführen sein. Die typischen piloiden unipolaren Astrocyten, wie sie für bestimmte Großhirngliome charakteristisch sind, wurden von uns in den Kulturen der Kleinhirnspongioblastome jedenfalls nicht beobachtet.

3. Oligodendrogliome
(Abb. 14—17)

Die ersten Versuche zur Züchtung von Oligodendrogliomen in vitro sind offenbar 1933 von D. Russell und Bland unternommen worden. Die bis 1935 in 3 Fällen erfolgreiche Kultivation gewann besondere Bedeutung, als es Canty, Bland und Russell im gleichen Jahr mit Hilfe der Zeitrafferkinematographie gelang, rhythmische Pulsationen der als Oligodendrogliazellen angesprochenen, kleinen, rundkernigen, cytoplasmaarmen und mit nur wenigen Fortsätzen versehenen Zellen in der Kultur nachzuweisen. 1951 konnten Lumsden und Pomerat gleiche Pulsationen im Phasenkontrastbild von Oligodendrogliazellen aus dem Corpus callosum erwachsener Ratten demonstrieren. Schließlich hat Pomerat 1955 wiederum in Kulturen eines Oligodendroglioms den gleichen Befund wie Canty, Bland und Russell erhoben, wobei die Verwendung des Phasenkontrastverfahrens eine wesentlich deutlichere Wiedergabe erlaubt als die noch im Hellfeld durchgeführten Aufnahmen der älteren Untersucher. Im gleichen Jahr hat Maleci über die erfolgreiche Kultivation von 2 Oligodendrogliomen berichtet. Die beigegebenen Reproduktionen erlauben jedoch kein Urteil darüber, ob neben der vorhandenen spärlichen Migration eine echte Vermehrung der Blastomzellen in vitro stattgefunden hat. Lumsden berichtet 1959 über negative Ergebnisse.

Eigene Kultivationen waren in 16 von 18 Fällen erfolgreich:

63 (N 12/58, W. S., 30j. Mann. Nach 3jähriger Anfallsanamnese Operation eines linksseitigen fronto-temporalen Oligodendroglioms. Zweitoperation eines frontalen Rezidivs nach 6 Monaten. Histol.: Oligodendrogliom).

80 (N 35/58, B. S., 36j. Frau. 8jährige Anfallsanamnese. Zunehmende Hemiparese links. Operation eines rechts temporalen Glioms. Histol.: Oligodendrogliom).

102 (N 78/58, I. E., 35j. Mann. 5jährige Anfallsanamnese. Operation eines rechts parietalen Glioms. Histol.: Oligodendrogliom).

180 (N 205/58, W. M., 36j. Mann. Seit 13 Jahren zunehmende motorische Aphasie. Operation eines links fronto-temporalen Glioms. Histol.: Oligodendrogliom).

193 (N 219/58, K. L., 35j. Mann. 2jährige Anfallsanamnese. Operation eines rechts frontobasalen Glioms. Histol.: Oligodendrogliom).

231 (N 26/59, L. N., 52j. Mann. 3monatige Kopfschmerzanamnese, akuter Hirndruck. Operation eines rechts frontalen Glioms. Histol.: Oligodendrogliom).

240 (N 41/59, A. H., 30j. Frau. 2monatige Anfallsanamnese. Operation eines links temporobasalen Glioms. Histol.: Oligodendrogliom).

287 (N 110/59, G. H., 58j. Mann. Seit Wochen zunehmend Kopfschmerz, Erbrechen, rechtsseitige Hemiparese. Links temporales Gliom. Histol.: Oligodendrogliom).

360 (N 271/59, H. W., 46j. Frau. Seit einigen Jahren Schwindel, Wesensänderung. Links frontales Gliom. Histol.: Oligodendrogliom).

362 (N 272/59, J. M., 28j. Mann. Seit 4 Jahren generalisierte Krampfanfälle, 3 Monate Halbseitenlähmung rechts. Links parietaler Tumor. Histol.: Oligodendrogliom).

381 (N 7/60, E. K., 48j. Frau. Einjährige Anfallsanamnese. Rechts temporales Gliom. Histol.: Oligodendrogliom).

404 (N 47/60, P. L., 25j. Mann. Seit 2 Jahren linksseitige Jackson-Anfälle. Rechts frontales Gliom. Histol.: Oligodendrogliom).

474 (N 159/60, G. R., 61j. Frau. 5jährige Anfallsanamnese. Lähmungen im rechten Arm. Links parietales Gliom. Histol.: Oligodendrogliom).

478 (N 163/60, H. D., 43j. Mann. Seit kurzer Zeit Wortfindungsstörungen. Gliom links frontal. Histol.: Oligodendrogliom).

498 (N 196/60, R. H., 32j. Frau. Seit 2 Jahren langsam zunehmende Hemiplegie links. Rechts fronto-temporaler Tumor. Histol.: Oligodendrogliom).

502 (N 206/60, N. A., 67j. Frau. Seit Jahren Anfälle nach Art einer Temporallappen-Epilepsie. Links temporaler Tumor. Histol.: Oligodendrogliom).

Das Bild des Oligodendroglioms in vitro erscheint nicht ganz so uniform wie das histologische Schnittpräparat, weist jedoch eine Reihe von charakteristischen Eigenarten auf, die eine Artdiagnose des Blastoms aus der Gewebekultur im allgemeinen mit großer Sicherheit gestatten. Explantatkulturen von Oligodendrogliomen neigen — POMERAT machte darauf aufmerksam — zu einer stärkeren Auflösung des um das Explantat gelegenen Fibrincoagulums. Diese Tatsache ist deshalb wichtig, weil in der Initialphase der Oligodendrogliaproliferation vorwiegend langgestreckte, spongioblastenähnliche Zellen auftreten, die — offenbar um den Anschluß an die Haftunterlage des Plasmacoagulums wiederzugewinnen — ihre Zellgestalt verändern. Erst wenn die durch Migration und Vermehrung entstandene Zellkolonie auf der Glasunterfläche eine gewisse Größe erreicht hat, zeigt die Mehrzahl der Einzelzellen das typische Bild der Oligodendroglia, wie es aus den Kulturen reifen und embryonalen Hirngewebes bekannt ist. Um den kleinen, runden, chromatinreichen Kern erkennt man einen schmalen, meist exzentrisch kappenartig verbreiterten Cytoplasmasaum, aus dem sich drei bis fünf zarte protoplasmatische Ausläufer ziemlich übergangslos entwickeln. Der von anderen Autoren gelegentlich hervorgehobene abrupte rechtwinkelige Abgang der Fortsätze wird im Phasenkontrastpräparat nur vorgetäuscht, da der infolge des kugeligen Zellkörpers sehr breite, helle Beugungskreis die feineren Verhältnisse an den Abgangsstellen der Oligodendrogliafortsätze verdeckt. Die für die Astroglia in vitro wie in situ charakteristischen kolben- oder deltaförmigen Endauftreibungen der Zellfortsätze werden an den Zellen des Oligodendroglioms vermißt. Bemerkenswert — aber auch für die übrigen gliösen Hirngeschwülste in vitro zutreffend und den Verhältnissen des mikroskopischen Schnittpräparates entsprechend — ist die Beobachtung, daß die Oligodendrogliomkultur niemals eine Reinkultur von Oligodendrogliazellen darstellt, sondern in ihr stets in kleinerer Menge auch astrogliöse Zellen angetroffen werden. Sie sind an ihren großen und ovalen, chromatinärmeren Kernen, dem weit ausladenden Cytoplasma und der Vielzahl der vorhandenen Ausläufer leicht von den Oligodendrogliazellen zu unterscheiden. Ein Fibroblastenwachstum spielt in der Kultur des Oligodendroglioms keine wesentliche Rolle; auch werden anaplastische Zellveränderungen, Kernpolymorphie, Riesenzellen u. dgl., die im Schnittpräparat von Oligodendrogliomen auftreten können, in der Kultur stets vermißt. Die grobmikroskopische Struktur der Oligodendrogliakultur läßt ein spezifisches Charakteristikum nicht erkennen. Sie ist im wesentlichen reticulär aufgebaut. Auffallend ist jedoch eine bevorzugte Anordnung der Oligodendroglia in kleinen Häufchen nach der Art von Trabantzellen um den Mittelpunkt größerer multipolarer Astrocyten, eine Eigenart, die wir auch von der Oligodendroglia in vitro kultivierten menschlich fetalen Hirngewebes her kennen und die offenbar die bevorzugte Orientierung der Oligodendroglia auf die nervösen Bestandteile des Zentralorgans (Nervenzelle, Nervenfasern) in situ imitiert.

Die Diagnose des Oligodendroglioms aus dem histologischen Schnittpräparat bereitet im allgemeinen keine besonderen Schwierigkeiten. Es gibt jedoch vereinzelte Oligodendrogliome, deren feingewebliches Bild durch regressive Alterationen von der üblichen Feinstruktur des Oligodendroglioms derart abweicht, daß eine sichere Diagnose aus dem Schnittpräparat nicht gestellt werden kann. Dies gilt

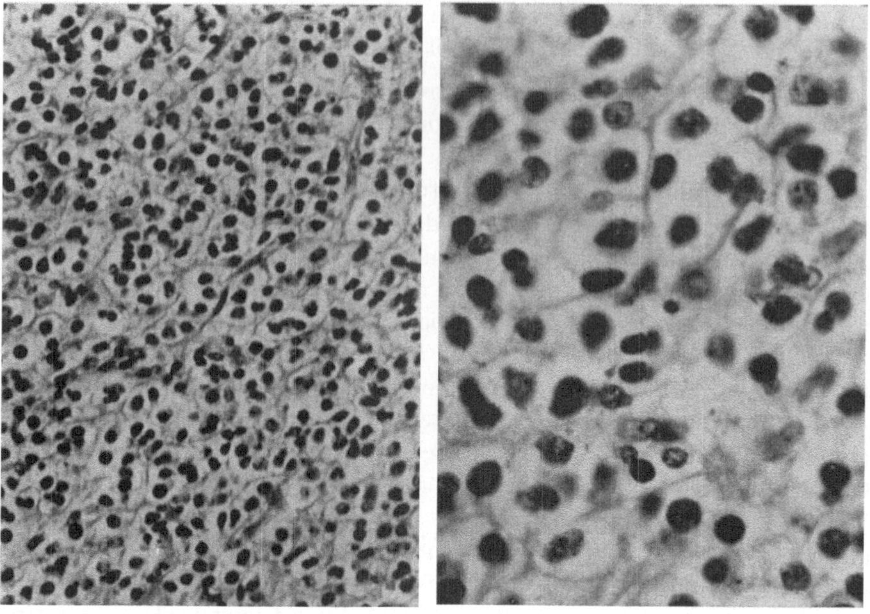

Abb. 14. Schnittpräparat eines Oligodendroglioms (102) mit der typischen Wabenstruktur der rundkernigen
Zellen. H.-E. links 160 : 1, rechts 400 : 1

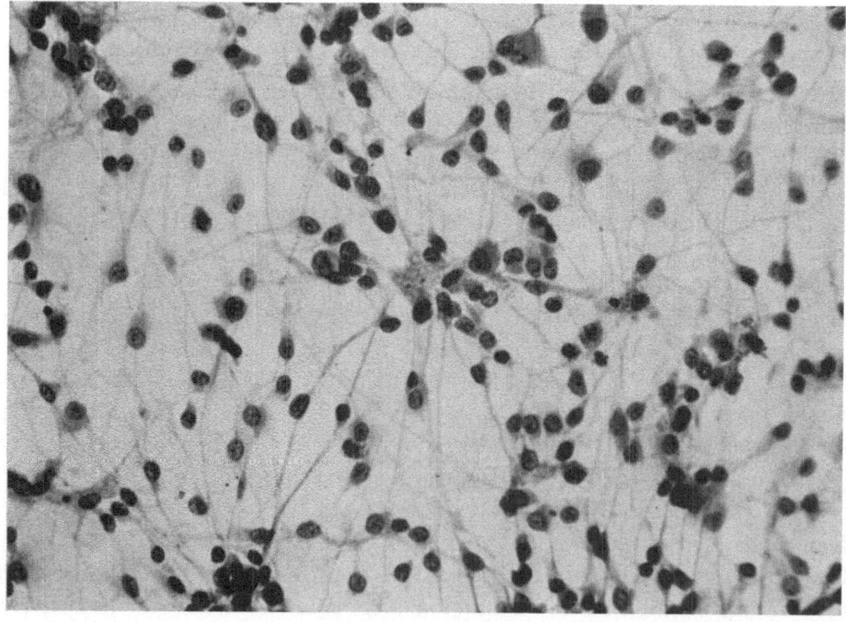

Abb. 15. 10 Tage alte Kultur der gleichen Geschwulst. Reticuläre Ansammlung cytoplasmaarmer Zellen mit
chromatinreichen Rundkernen und wenigen Ausläufern. Vereinzelt Astrogliazellen. In der Bildmitte trabant-
zellartige Anordnung mehrerer Oligodendrogliazellen um einen Astrocyten. H.-E. 160 : 1

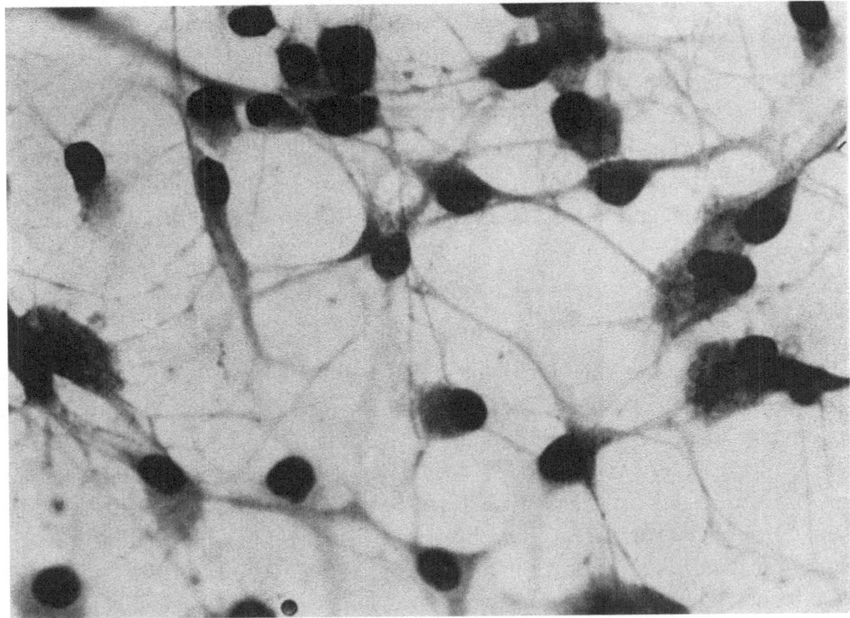

Abb. 16. Wie Abb. 15, H.-E. 400 : 1

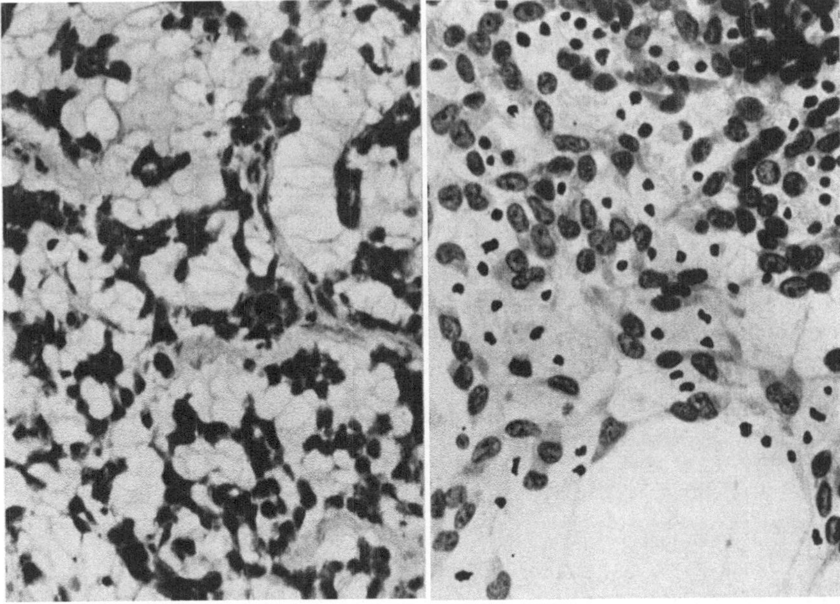

Abb. 17. Schnittpräparat eines Oligodendroglioms (63) mit hochgradiger Verschleimung und Anordnung der Geschwulstzellen in epithelähnlichen Haufen und Strängen. Links H.-E. 160 : 1. In der 6 Tage alten Kultur des gleichen Falles (rechts) tritt der gliöse Charakter der Tumorzellen deutlich hervor. Reichlich Zelldegenerationen und Kernpyknosen. H.-E. 160 : 1

insbesondere für die exzessive Verschleimung des Oligodendroglioms, die u. U. eine Abgrenzung des Blastoms gegenüber einer epithelialen Metastase nicht erlaubt (s. ZÜLCH). Die Gewebekultur eines solchen Tumors (Fall 63) gibt dann sehr leicht Aufklärung darüber, ob es sich um eine epitheliale oder gliöse Geschwulst handelt, wobei im vorliegenden Fall die Stärke der regressiven Alterationen sich auch noch in der Gewebekultur ausprägt (zahlreiche Kernpyknosen, unregelmäßige, vom üblichen Bild der Oligodendroglia abweichende Kern- und Zellformen).

4. Astrozytome
(Abb. 18—34)

Ältere Arbeiten über die Züchtung von Großhirnastrozytomen berichten entweder über negative Resultate (D. RUSSELL u. Mitarb.) oder eine nur spärliche Migration und Proliferation multipolarer astrocytärer Elemente, so KREDEL in 3 Fällen und COX und CRANAGE in 2 von 7 Versuchen. Erst in den letzten Jahren haben COSTERO und POMERAT sowie LUMSDEN eingehender über die Kultivation einzelner Großhirnastrozytome berichtet und die Eigentümlichkeiten der proliferierenden Blastomzellen beschrieben und abgebildet. Abbildungen und Beschreibung ist zu entnehmen, daß es in den besprochenen Fällen zu einer ausgedehnten Migration und Vermehrung der Geschwulstzellen in vitro gekommen ist, die ausreichend Vergleichsmöglichkeiten bietet.

Das *eigene Untersuchungsgut* umfaßt 37 Astrozytome, von denen 33 mit Erfolg, z. T. mehrere Monate, kultiviert wurden:

83 (N 40/58, W. K., 31 j. Mann. 5 jährige Anfallsanamnese. Links temporales Gliom. Histol.: Fibrill. Astrozytom).

86 (N 47/58, H. E., 27 j. Mann. Rezidiv eines fibrillären Astrozytoms. Zwischenzeitlich Kobalt 60-Bestrahlung. Histol.: Zellreiches Astrozytom).

101 (N 77/58, H. R., 35 j. Frau. Seit 2 Jahren zunehmende psychische Veränderung. Links frontaler Tumor. Histol.: Zellreiches Astrozytom).

119 (N 97/58, G. T., 42 j. Frau. Nach 6 Jahren Rezidiv eines links frontalen fibrillären Astrozytoms. Histol.: Zellreiches Astrozytom).

133 (N 123/58, E. S., 47 j. Frau. 7 jährige Anfallsanamnese. Operation eines links parietalen Glioms. Histol.: Malignes Astrozytom).

145 (N 150/58, H. K., 38 j. Mann. Vor 8 Jahren Krampfanfälle. Mehrjähriges freies Intervall. Seit Monaten zunehmender Kopfschmerz. Gliom rechts temporo-occipital. Histol.: Malignes Astrozytom).

171 (N 192/58, M. W., 37 j. Frau. 4 jährige Kopfschmerzanamnese. Gliom links frontal. Histol.: Fibrill. Astrozytom).

178 (N 202/58, H. K., 54 j. Frau. 4 monatige Anfallsanamnese. Hemiparese rechts. Gliom links parietal. Histol.: Fibrill. Astrozytom).

208 (N 228/58, H. H., 24 j. Frau. 3 monatige Anfallsanamnese. Links präzentrales parasagittales, gut abgegrenztes Gliom. Histol.: Zellreiches Astrozytom-Astroblastom).

214 (N 3/59, L. K., 28 j. Frau. Kurze Kopfschmerzanamnese. Rechts temporo-occipitales Gliom. Histol.: Zellreiches Astrozytom).

257 (N 70/59, F. K., 47 j. Mann. Seit 1 Monat Halbseitenparese links. Rechts parietaler Tumor. Histol.: Zellreiches Astrozytom).

260 (N 78/59, H. U., 28 j. Mann. Einjährige Anfallsanamnese. Links temporaler Tumor. Histol.: Zellreiches Astrozytom).

266 (N 80/59, V. M., 36 j. Frau. Mehrjährige Anfallsanamnese. Rechts präzentraler Tumor. Histol.: Fibrill. Astrozytom).

279 (N 97/59, N. L., 39 j. Mann. Seit $1^1/_2$ Jahren Anfälle von Bewußtlosigkeit. Derber, links frontaler Tumor. Histol.: Fibrill. Astrozytom).

293 (N 121/59, A. B., 48j. Frau. Einige Wochen Kopfschmerz und Erbrechen. Rechts fronto-basales Gliom. Histol.: Malignes Astrozytom).

296 (N 133/59, W. F., 25j. Mann. Einjährige Kopfschmerzanamnese, psychische Veränderungen. Links frontaler, cystischer Tumor. Histol.: Zellreiches Astrozytom).

322 (N 193/59, G. R., 37j. Frau. 2jährige Anfallsanamnese. Rechts frontaler Tumor. Histol.: Fibrill. Astrozytom).

329 (N 201/59, E. F., 33j. Frau. Mehrjährige Anfallsanamnese. Links parietales Gliom. Histol.: Fibrill. Astrozytom).

348 (N 233/59, U. H., 34j. Frau. Rezidiv eines fibrillären Astrozytoms aus 1953. Histol.: Zellreiches Astrozytom).

352 (N 249/59, H. S., 32j. Mann. 2jährige Anfallsanamnese. Links frontales Gliom. Histol.: Fibrill. Astrozytom).

368 (N 284/59, J. S., 61j. Mann. 10jährige Anfallsanamnese. 1949 Craniotomie, kein Tumor. Jetzt rechts zentrales Gliom. Histol.: Zellreiches Astrozytom).

370 (N 287/59, U. V., 38j. Frau. Seit einem Jahr beginnende Parese im linken Bein. Rechts parietales Gliom. Histol.: Zellreiches Astrozytom).

378 (N 1/60, S. P., 46j. Mann. Kürzere Kopfschmerzanamnese. Diffuses Gliom rechts frontal. Histol.: Zellreiches Astrozytom).

396 (N 31/60, M. B., 34j. Frau. 4jährige Anfallsanamnese. 1 Monat Hirndruckzeichen. Links temporales Gliom. Histol.: Zellreiches Astrozytom).

422 (N 70/60, M. S., 44j. Frau. 7 Jahre psychomotorische Epilepsie. Links temporales, diffuses Gliom. Histol.: Zellreiches Astrozytom).

423 (N 71/60, G. K., 56j. Mann. Seit 6 Jahren rechtsseitige Krampfanfälle. 2 Monate Halbseitenparese. Links frontotemporaler Tumor. Histol.: Malignes Astrozytom).

424 (N 73/60, W. D., 28j. Mann. Mehrjährige Kopfschmerzanamnese. Seit einem halben Jahr generalisierte Krampfanfälle. Links temporales Gliom. Histol.: Fibrill. Astrozytom).

426 (N 75/60, E. S., 31j. Frau. Rezidiv eines fibrillären Astrozytoms aus 1955. Jetzt histol. zellreiches Astrozytom).

434 (N 87/60, R. H., 25j. Mann. Halbjährige Kopfschmerzanamnese. Ausgedehnter subcorticaler fronto-basaler Tumor rechts. Histol.: Zellreiches Astrozytom).

456 (N 137/60, K. E., 46j. Frau. Mehrjährige Anfallsanamnese. Stirnhirntumor links. Histol.: Zellreiches Astrozytom).

465 (N 149/60, R. A., 27j. Mann. Seit einem Jahr langsam zunehmende psychische Veränderung und Sprachschwierigkeiten. Cystischer Tumor links temporal. Histol.: Zellreiches Astrozytom).

475 (N 160/60, K. W., 48j. Mann. Mehrmonatige Anfallsanamnese. Gliom rechts temporal. Histol.: Zellreiches Astrozytom).

496 (N 193/60, K. A., 23j. Frau. Mehrmonatige Anfallsanamnese. Rechts temporales Gliom. Histol.: Fibrill. Astrozytom).

Die in unseren Astrozytomkulturen auftretenden verschiedenen Wachstumsformen ließen sich als Ordnungsprinzip zwanglos auf das histologische Schnittpräparat der einzelnen Geschwülste übertragen. Die so getroffene Einteilung entspricht weitgehend der ursprünglichen Ordnung Baileys und Cushings in fibrilläre und protoplasmatische Astrozytome. Die von Zülch vorgeschlagene Einteilung der Astrozytome in jeweils groß- und kleinzellige, fibrilläre und afibrilläre Formen läßt sich zwar auf die Schnittpräparate, nicht aber auf unsere Gewebekulturen der gleichen Geschwülste anwenden. Wir unterteilen unser Material daher sowohl nach Schnittpräparat als auch nach Zell- und Wachstumsform in vitro in folgende Untergruppen:

a) Fibrilläre Astrozytome: Diese Gruppe umfaßt die exquisit zellarmen fibrillären Astrozytome. Die Kultivationsausbeute ist bei ihnen am geringsten. Die 4 erfolglosen Explantationen zählen zu dieser Gruppe. Hierher gehören insgesamt 10 Fälle (83, 171, 178, 266, 279, 322, 329, 352, 424, 496).

b) Zellreich-protoplasmatische Astrozytome: Hierher gehören alle protoplasmatischen Astrozytome sowie jene Formen, deren Zelleiber sich zwar im Schnittpräparat ungenügend darstellen, die sich durch ihren Zellreichtum jedoch deutlich von der Gruppe der zellarmen Astrozytome absetzen und in vitro von den protoplasmatischen Astrozytomen nicht oder nur unwesentlich unterschieden sind. Diese Gruppe umfaßt insgesamt 19 Fälle (86, 101, 119, 208, 214, 257, 260, 296, 348, 368, 370, 378, 396, 422, 426, 434, 456, 465, 475).

c) Maligne Astrozytome: Diese relativ kleine Untergruppe umfaßt 4 Fälle (133, 145, 293, 423).

a) Das fibrilläre Astrozytom

In ihrer Proliferationsstärke bleiben die rein fibrillären Astrozytome weit hinter den anderen astrocytären Geschwülsten zurück. Nach meist mehrtägiger Verzögerung setzt jedoch auch bei ihnen eine deutliche Migration und Vermehrung der Geschwulstzellen ein, die sich mit zunehmender Proliferation zu einem zarten Netz sich vielfach durchflechtender, feiner Zellausläufer formieren, deren Knotenpunkte

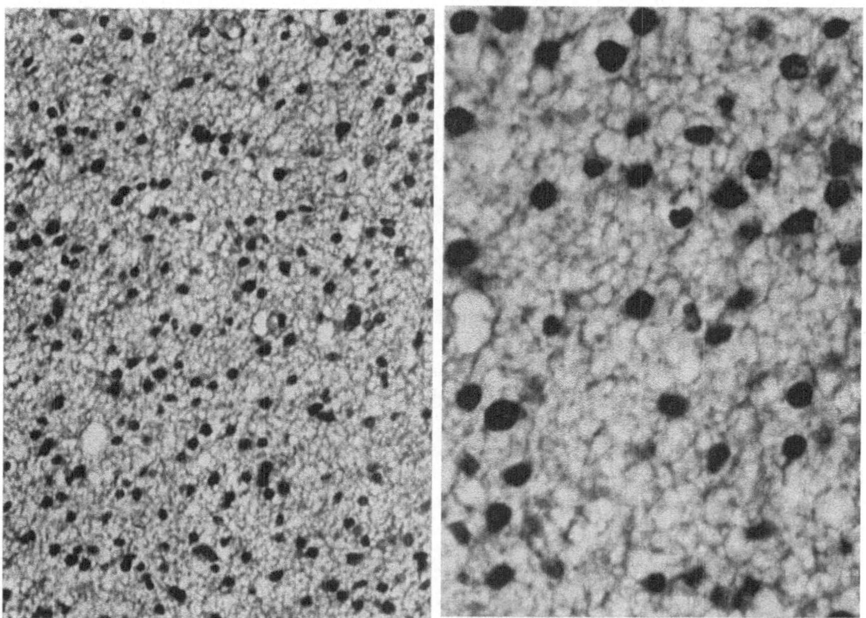

Abb. 18. Schnittpräparat eines fibrillären Astrozytoms. Kernarmut und faserige Grundstruktur. H.-E. links 160 : 1, rechts 400 : 1

durch rund-ovale Astrogliakerne ohne bemerkenswerten Plasmaleib markiert werden. Überraschend war bei unseren Explantationen fibrillärer Astrozytome die Feststellung, daß die Proliferation der blastomatösen Astrocyten von Anfang an fast ausschließlich in der beschriebenen Form der cytoplasmaarmen, mit langen Ausläufern ohne kolbenförmige Endauftreibung versehenen Zellen erfolgt und nicht in der aus dem Schnittpräparat reparatorischer Wucherungen bekannten Form der protoplasmatischen Astroglia. Dieser Befund erscheint uns wesentlich im Hinblick auf die von STOCHDORPH gegebene Interpretation fibrillär-astrogliöser Geschwulstbestandteile als Endstadien derartiger Reparationen. Diese Auffassung

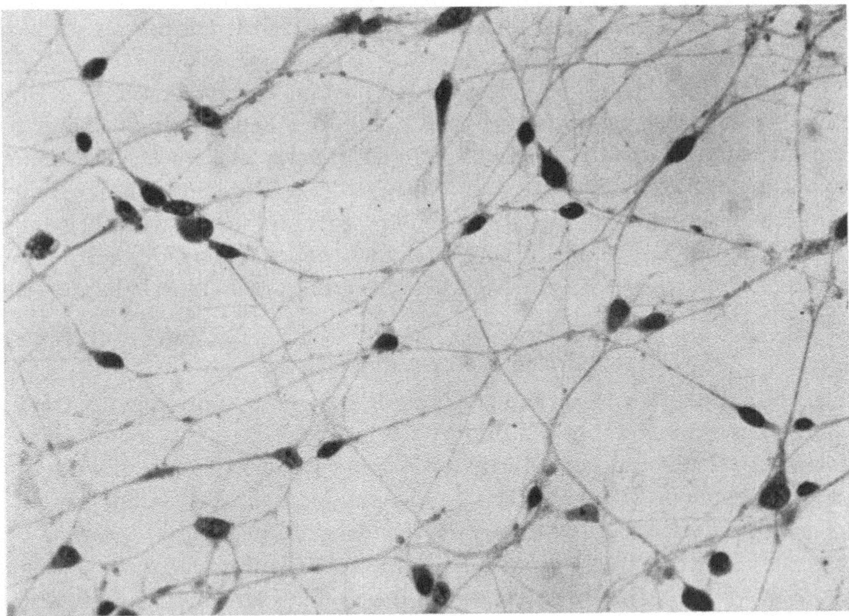

Abb. 19. 8 Tage alte Kultur der gleichen Geschwulst. Großmaschiges Gitternetz zarter, plasmatischer Zellfortsätze mit rund-ovalen Astrogliakernen; angedeuteter Zelleib. H.-E. 160 : 1

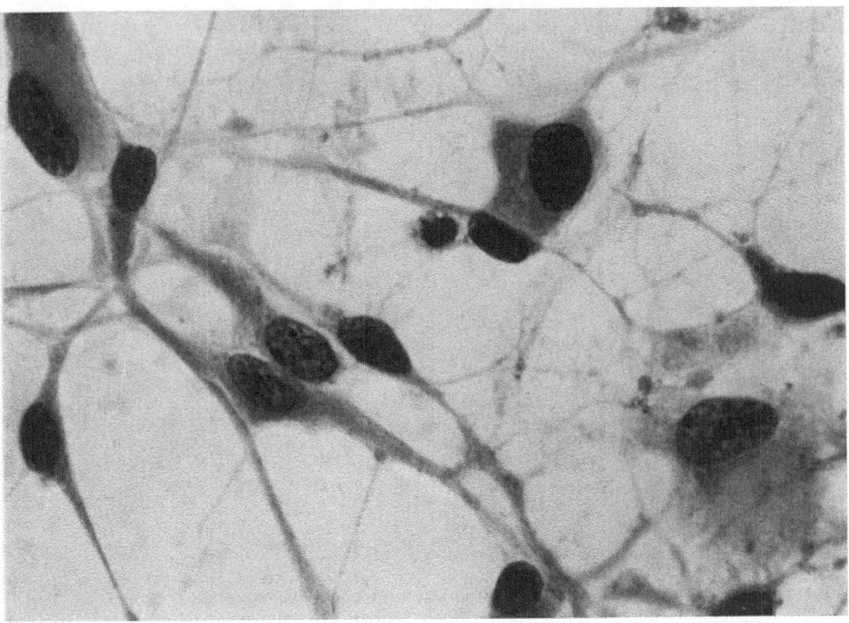

Abb. 20. Gleiche Kultur wie Abb. 19. Einzelne protoplasmatische Astrocyten in der sonst vorwiegend feinfaserigen Zellkolonie. H.-E. 400 : 1

wird durch das Ergebnis unserer Untersuchung nicht gestützt. Es unterstreicht vielmehr die herrschende Lehrmeinung, daß das fibrilläre Astrozytom eine selbständige cytologische Einheit dieser Geschwulstform des Zentralorgans darstellt, die ohne eine protoplasmatische Zwischenform unmittelbar aus protoplasmaarmen, langfaserigen Astrocyten entsteht.

Gliafibrillen, die neben der relativen Kernarmut das feingewebliche Bild des Geschwulstpräparates bestimmen, haben sich in der Zellkolonie fibrillärer Astrozytome mit den für das histologische Schnittpräparat elektiven Methoden nicht darstellen lassen. Wenn der negative Ausfall dieser Reaktion eine Bildung von Gliafibrillen in vitro auch nicht ausschließt, so entspricht dieses Ergebnis der bekannten Tatsache, daß die Bildung von Zwischensubstanzen in vitro ganz allgemein nicht mit derselben Regelmäßigkeit erfolgt wie innerhalb des Organzusammenhanges.

b) Das zellreich-protoplasmatische Astrozytom

Wie Abb. 21 demonstriert, haben wir zu dieser Untergruppe auch Astrozytome gerechnet, deren feingewebliches Bild in der histologischen Geschwulstdiagnostik allgemein noch den vorwiegend fibrillären Astrozytomen zugerechnet wird, obwohl der außergewöhnliche Zellreichtum, vor allem in der Nähe der Gefäße, bereits eine andere biologische Einstufung dieser Geschwülste nahelegen sollte. Dieser Unterschied gegenüber der ersten Untergruppe der rein fibrillären Astrozytome zeigt sich in vitro sehr viel deutlicher. Astrozytome dieses Typs sind in der Zellkultur von vorwiegend protoplasmatischen Astrozytomen nicht resp. kaum zu differenzieren.

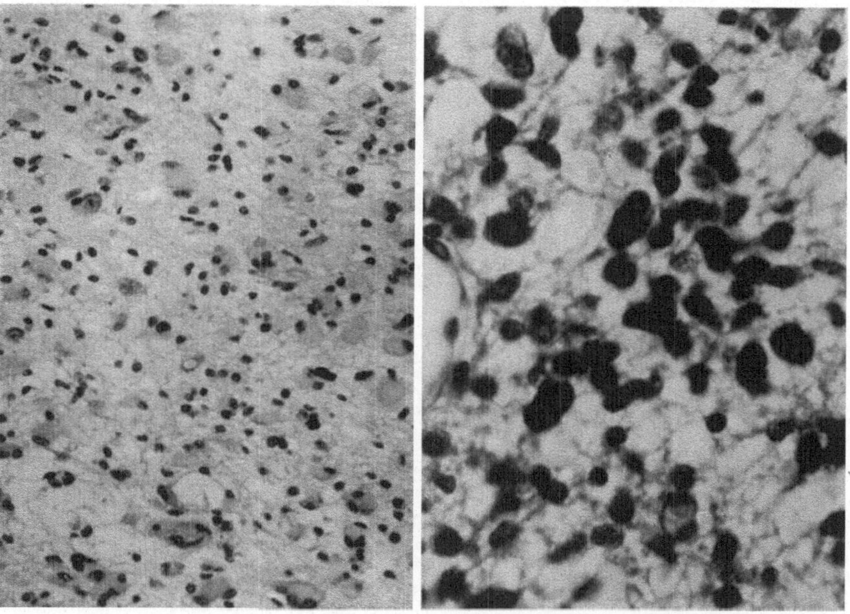

Abb. 21. Schnittpräparat eines relativ zellarmen, protoplasmatischen Astrozytoms (214), links H.-E. 160: 1, und eines zellreichen, nicht-protoplasmatischen Astrozytoms (260), rechts H.-E. 400: 1

Die Proliferation der Blastomzellen setzt bereits nach wenigen Stunden mit großer Intensität ein. Nicht selten wird wegen der hohen Stoffwechselaktivität der Kultur der erste Nährflüssigkeitswechsel bereits nach 24—48 Std. notwendig, was wir bei der von uns gewählten Versuchsanordnung sonst nur vom Glioblastom oder Meningeom kennen. Die beim Oligodendrogliom und dem fibrillären Astrozytom vorhandene Uniformität der reticulären Zellkolonie ist nicht mehr so deutlich ausgeprägt. Man erkennt vielmehr — insbesondere in den die Zellgrenzen deutlicher

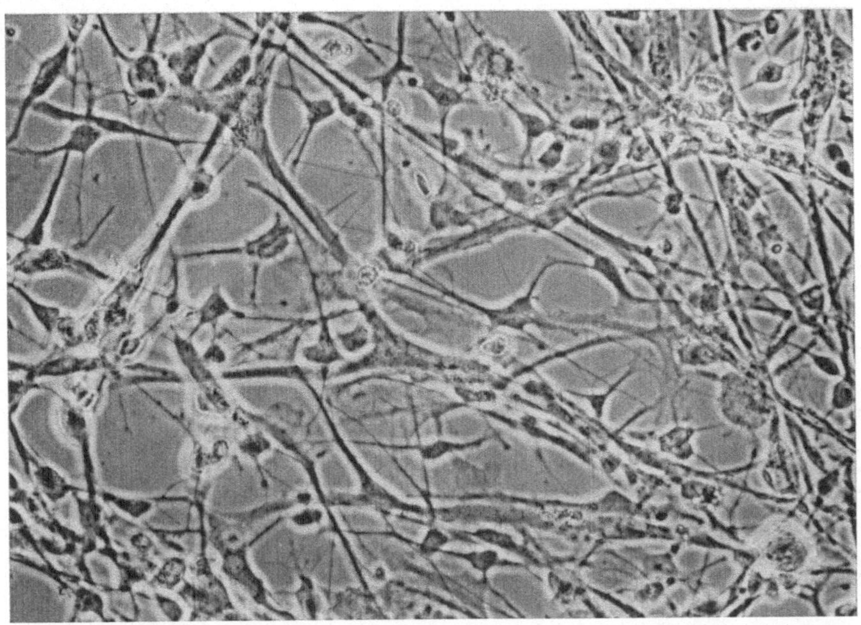

Abb. 22. Lebendaufnahme eines zellreichen Astrozytoms in vitro 10 Tage nach Explantation. Man erkennt in der Proliferationszone der Kultur vorwiegend kleinere Astrocyten mit zahlreichen geradlinigen Fortsätzen, daneben einzelne größere Astrogliazellen sowie spindelige spongioblastenähnliche Elemente. Phasenkontrast, 160 : 1

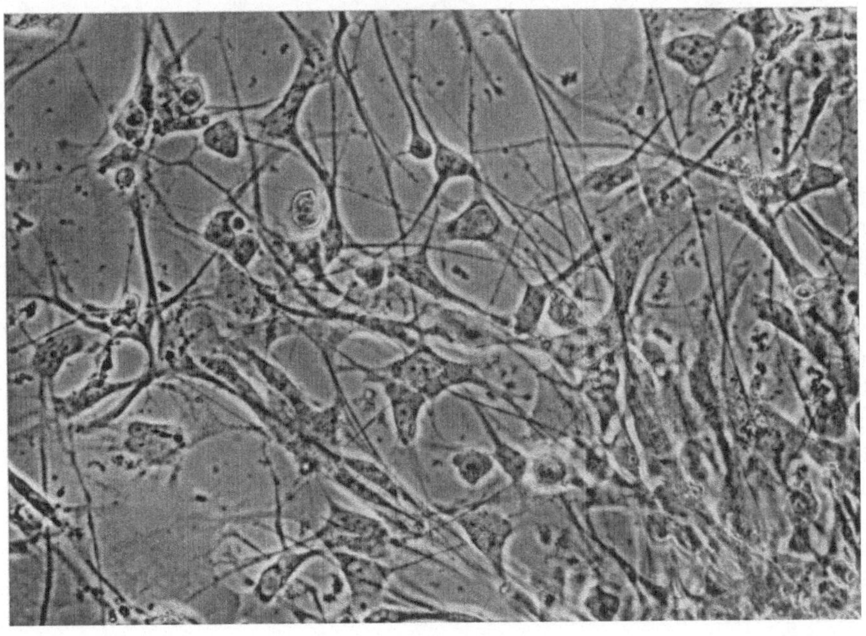

Abb. 23. Wie Abb. 22

hervorhebenden Phasenkontrastaufnahmen der lebenden Kultur — bei überwiegendem Vorherrschen mittelgroßer, sternförmiger cytoplasma- und fortsatzreicher Zellen nicht geringe Unterschiede der Zellgröße sowie vereinzelt langgestreckte, piloide Astrocyten im Sinne der von PENFIELD gegebenen Definition.
Das gefärbte Präparat zeigt — auch bei den im Schnittpräparat zellreichen, nicht
ausgeprägt protoplasmatischen Astrozytomen — das unverkennbare Bild einer
dichten Ansammlung protoplasmatischer Astrogliazellen unterschiedlicher Größe

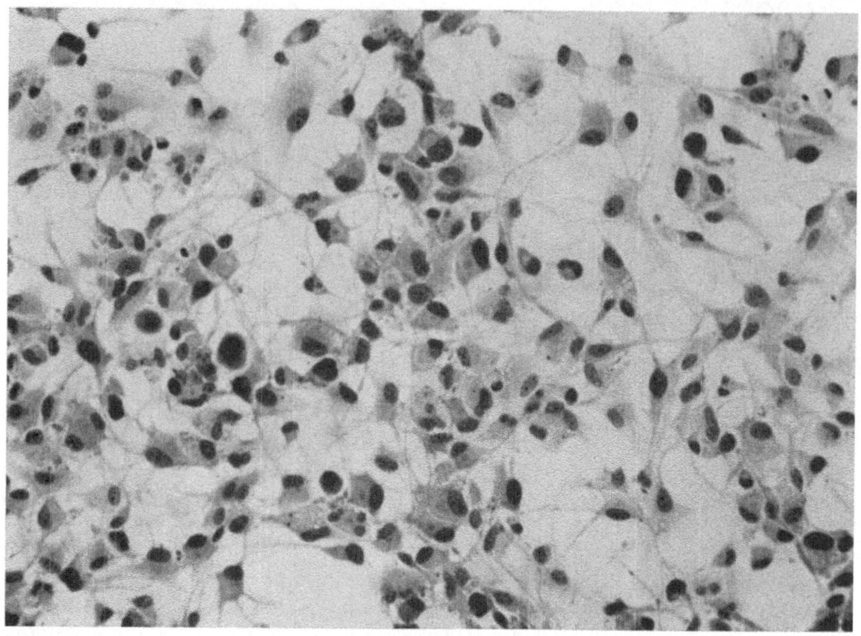

Abb. 24. Fixierte und gefärbte, den Lebendaufnahmen der Abb. 22 und 23 entsprechende Astrozytomkultur. Man
erkennt fast ausschließlich das typische Bild des protoplasmatischen Astrocyten mit exzentrischem Kern und ausladendem, mit reichlich Fortsätzen versehenem Plasmaleib. H.-E. 100 : 1

mit stets exzentrisch gelagerten, rundovalen, gegenüber Oligodendrogliazellen erheblich chromatinärmeren Kernen, die nur selten mehr als 1—2 Nucleolen aufweisen. Interessant ist, daß weder das Bild des plasmaarmen, langfaserigen, noch
das des protoplasmareichen Geschwulstastrocyten der Form des in vitro aus dem
embryonalen Neuroepithel differenzierten, normalen Astrocyten vollkommen entspricht. Die vorhandenen Differenzen werden durch einen Vergleich mit den
Abb. 104/105 verdeutlicht. Am ehesten sind die Zellen des protoplasmatischen
Astrozytoms noch den unreifen Astrocyten des sich erst differenzierenden Neuroepithels zu vergleichen, die bei gleich ausladendem Zelleib über weniger Ausläufer
verfügen. In den Kulturen des protoplasmatischen Astrozytoms begegnen uns
erstmals die aus den Metallimprägnationen des normalen und pathologisch veränderten Hirngewebes bekannten, deltaförmig aufgetriebenen Gefäßfüße der
Astroglia, die in den Lebendpräparaten der Phasenkontrastabbildungen besonders
schön dargestellt sind und deren begrenzende Membran in der Zeitrafferaufnahme
eine ständig undulierende Bewegung erkennen läßt.

Der angedeutete Verlust der Uniformität von Zellgröße und teilweise auch Zellform in den Kulturen protoplasmatischer Astrozytome hat LUMSDEN veranlaßt,

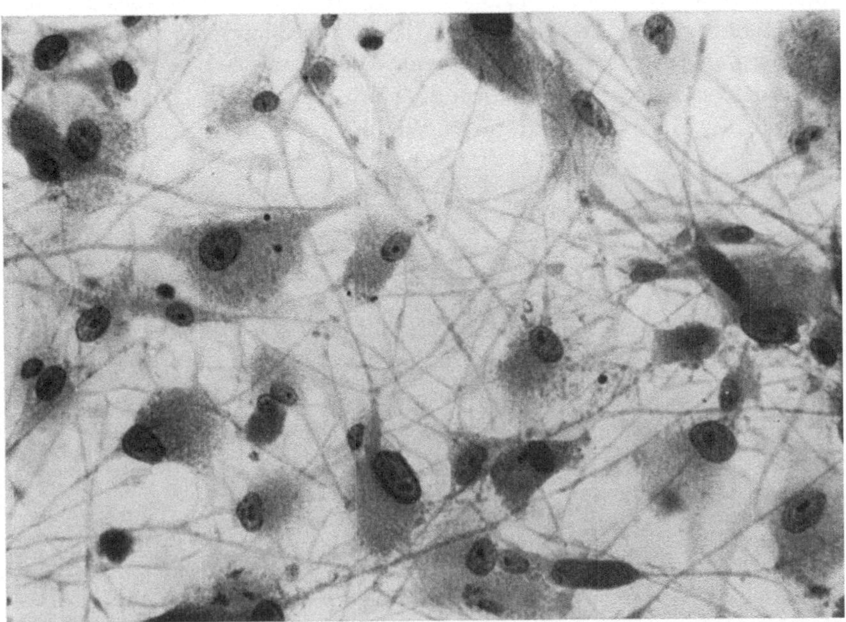

Abb. 25. Die Aufnahme demonstriert bei unterschiedlicher Größe der Einzelzellen den übereinstimmenden Aufbau und Fortsatzreichtum der protoplasmatischen Astroglia der Astrozytomkultur. H.-E. 400:1

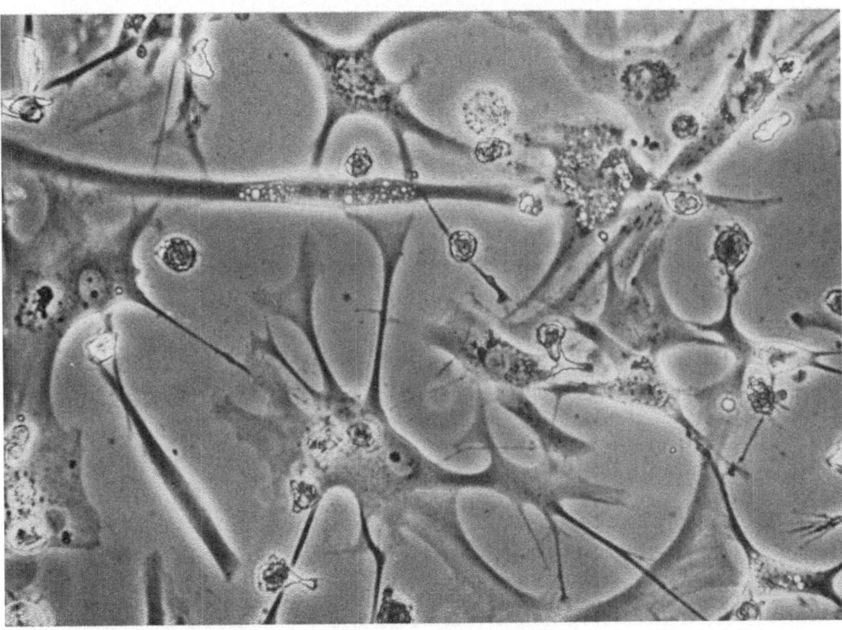

Abb. 26. Lebendaufnahme einer etwa 3 Wochen alten Astrozytomkultur. Beachte die kolbenförmige Auftreibung
der kurzen Zellfortsätze. Phasenkontrast, 400:1

3*

entsprechend des von KERNOHAN vorgeschlagenen „Grading" der einzelnen Hirn-
geschwulstgruppen eine gleitende Skala der Malignitätseinstufung auch für die
Gliomkultur zu konstruieren. Die Beurteilung des Malignitätsgrades der einzelnen
Geschwulst richtet sich dabei nach dem Auftreten atypischer Bewegungsabläufe
und anaplastischer Strukturveränderungen von Cytoplasma und Kern der Einzelzellen. Die Bewertungsstufen KERNOHANs (Astrozytom IV = Glioblastoma multiforme) sind unverändert übernommen. Wir möchten dieser Anregung LUMSDENs

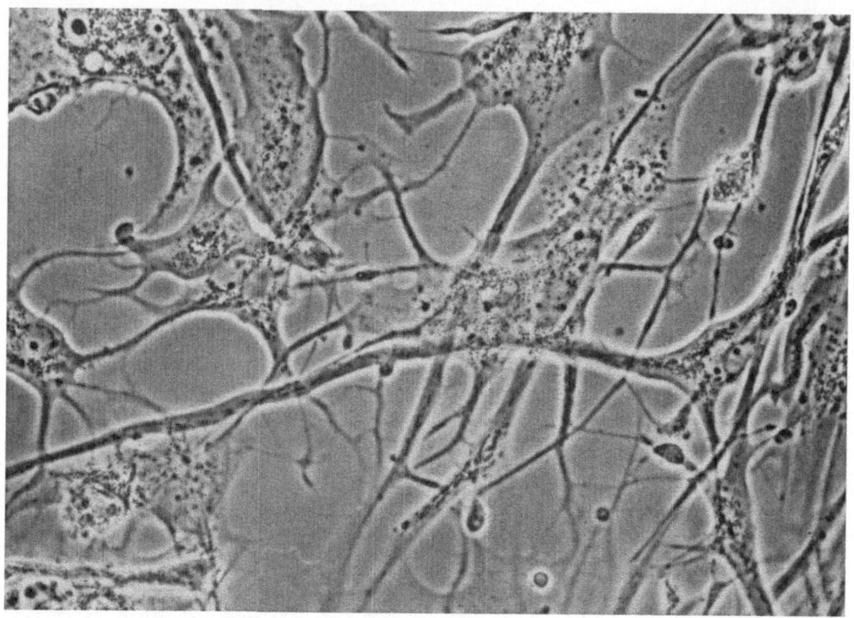

Abb. 27. Wie Abb. 26. Beachte die Länge des sich quer über die Bildmitte erstreckenden Hauptfortsatzes des am
rechten Bildrand gelegenen Astrocyten.

nicht folgen, einmal, weil sie — rein auf cytologische Details ausgerichtet —
wesentliche Eigenheiten der kultivierten Zellverbände vernachlässigt und vorgreifend eine Bewertungsskala der morphologischen Phänomene schafft, die noch
nicht durch eine ausreichende Erfahrung gestützt wird, zum zweiten, weil wir in
unseren eigenen Glioblastomkulturen, die die Zahl der von LUMSDEN vorgelegten
Untersuchungen um ein Mehrfaches übertrifft, keinen genügenden Hinweis dafür
finden können, daß es sich beim polymorphzelligen Glioblastom notwendigerweise
um ein entartetes Astrozytom handelt. Im gleichen Sinne haben sich COSTERO und
POMERAT ausgesprochen.

Während je nach der verwendeten Terminologie Astroblasten oder astro-
blastenähnliche Zellen einen großen Teil der cellulären Bestandteile des Astrozytoms und des polymorphzelligen Glioblastoms ausmachen, ist das Astroblastom
im Sinne von BAILEY und CUSHING eine wohlumschriebene Unterart des protoplasmatischen Astrozytoms, deren Diagnose aus dem histologischen Schnittpräparat keine großen Schwierigkeiten bereitet. Die ausschließliche Anordnung der
plumpen Astroblasten radiär und streifenförmig um wandverdickte Gefäße und
infolgedessen das Erhaltenbleiben pseudopapillärer Strukturen bei kleincystischer

Verschleimung des Blastoms setzen es gegenüber den übrigen Formen astrocytärer Geschwülste deutlich ab. Da wir bisher nur über einen einzigen Fall (208) eines in vitro kultivierten Astroblastoms verfügen, kann die folgende Beschreibung keinen Anspruch auf Allgemeinverbindlichkeit erheben.

Die bereits nach wenigen Stunden einsetzende initiale Proliferationsphase des Astroblastoms ist charakterisiert durch die ausschließliche Migration und Vermehrung polygonaler Zellen, die auf breiter Front mit großflächigem, flottierendem

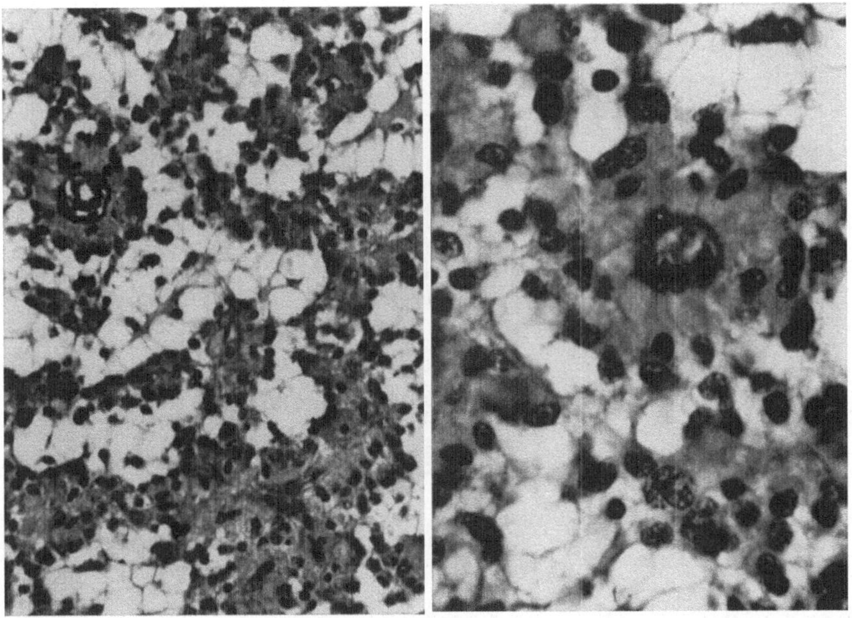

Abb. 28. Schnittpräparat eines typischen Astroblastoms (208). Radiäre und streifige Anordnung der plumpen Astroblasten um die Gefäße. Verschleimung der gefäßfernen Abschnitte. H.-E. links 160 : 1, rechts 400 : 1

Plasmaleib in die Umgebung des Explantates vordringen. In diesem Stadium ist die Astroblastomkultur — abgesehen von der Zellgröße — in der Form nicht von einer Kultur epithelialen Gewebes zu unterscheiden. Die Zellen sind außerordentlich uniform, die Kerne entsprechen dem Schnittpräparat. Nach spätestens 2—3 Tagen hat sich das Bild der Astroblastomkultur bei weitergehender Proliferation vollständig verändert. Die vorher polygonalen Zellen haben sich in typische birnenförmige Astroblasten verwandelt, die alle einen mehr oder weniger plumpen, am Ende kolbenförmig aufgetriebenen Fortsatz in die Peripherie aussenden. Gleichzeitig kommt es zur Formation einzelner kleinerer mehrkerniger Riesenzellen, deren Zellform jedoch den einkernigen Zellen weitgehend entspricht. Mit zunehmender Kultivation zeigen sich die ersten multipolaren Zellen, die bereits eine große Ähnlichkeit mit unreifen Astrocyten aufweisen. Weitere Fortentwicklungen der Zellen haben wir auch nach 2 monatiger Kultivation nicht mehr feststellen können.

Der *Formwechsel* in vitro kultivierter Zellen und Zellverbände, der uns auch an anderer Stelle (Meningeom, Hirngewebe u. a.) noch beschäftigen wird, ist besonders interessant, aber auch sehr schwer zu beurteilen. Gelegentlich läßt sich ein unmittelbarer Zusammenhang mit methodischen Einflüssen aufzeigen, was im Fall

unserer Astroblastomkultur jedoch nicht vorhanden ist. Wir sind daher gezwungen,
die Umwandlung der Blastomzellen in die uncharakteristische epitheliale Ausgangszelle der Kultur und die sich anschließende Fortentwicklung auf das kompliziertere

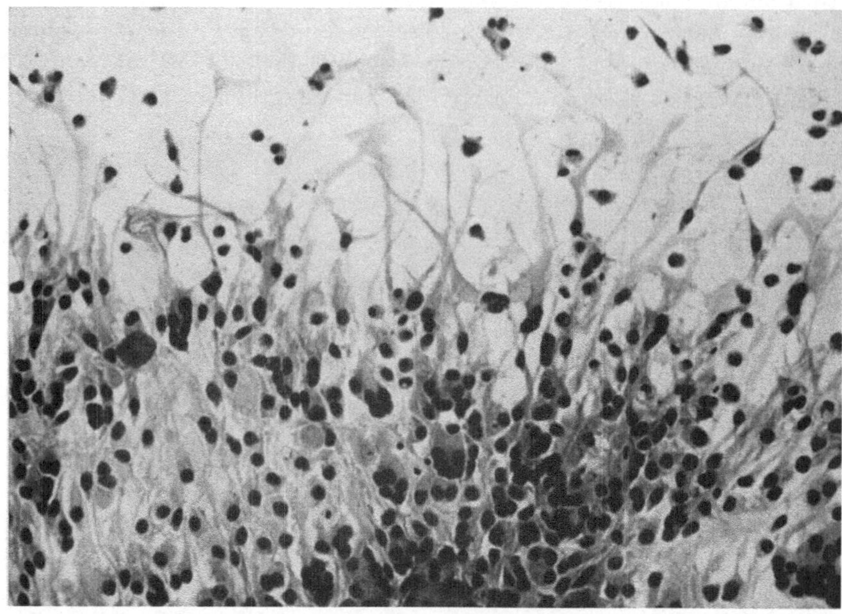

Abb. 29. Gewebekultur des gleichen Falles nach 4 tägiger Kultivation. Zunehmende Auflockerung der vorher fast
epithelialen Proliferationszone. Deutliche, in die Peripherie gerichtete Fortsätze der nunmehr birnenförmigen
Astroblasten. An einigen Stellen Mehrkernigkeit. H.-E. 100 : 1

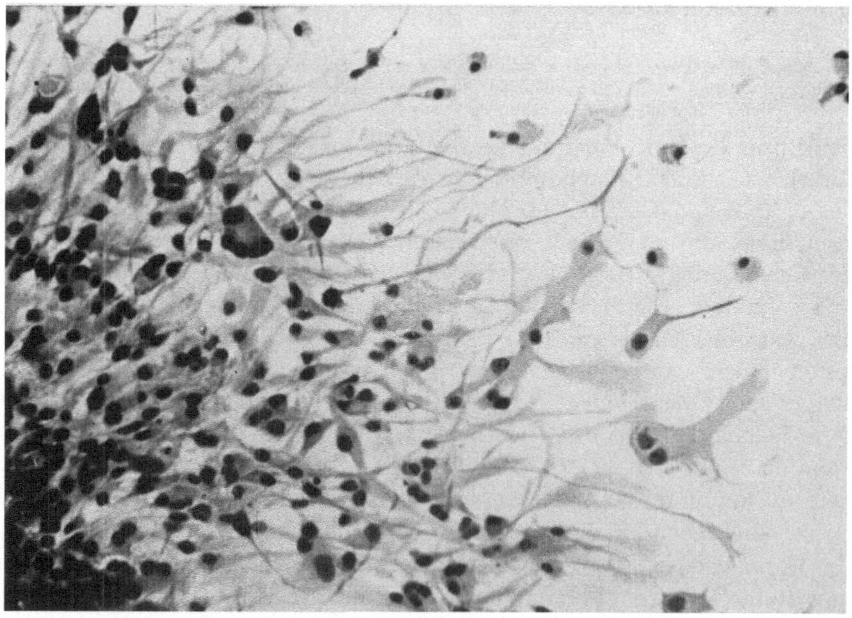

Abb. 30. Gleicher Fall wie Abb. 29 nach 8 tägiger Kultivation. Die Zellen in der Peripherie der Proliferationszone
zeigen bereits angedeutete Multipolarität und mehrere Fortsätze. H.-E. 160 : 1.

celluläre Niveau des fortsatztragenden Astroblasten als eine Adaptation an die
Verhältnisse der Kultur mit erneuter Differenzierung zu betrachten, wie wir es bei
der Kultivation unreifen Hirngewebes regelmäßig erleben und ausführlicher zu
demonstrieren haben. Sollte sich diese Auffassung bestätigen, so wäre für das
Astroblastom erstmals wahrscheinlich gemacht, daß es sich um eine Geschwulst
unreifer und nicht anaplastischer astrocytärer Zellelemente handeln könnte.
Berichte über die Kultivation typischer Astroblastome liegen bisher im Schrifttum
nicht vor.

c) Das maligne Astrozytom

Der Übergang der malignen Astrozytome zu den polymorphen Glioblastomen,
insbesondere ihrer vielkernig-riesenzelligen Unterart, ist fließend. Wenn wir uns
trotz der geringen Unterschiede im histologischen Schnittpräparat entschlossen
haben, die Fälle 133, 145, 293 und 423 den Astrozytomen zuzuordnen, so ist dafür
neben der langen Vorgeschichte in allen 4 Fällen das Bild der Geschwulstkultur

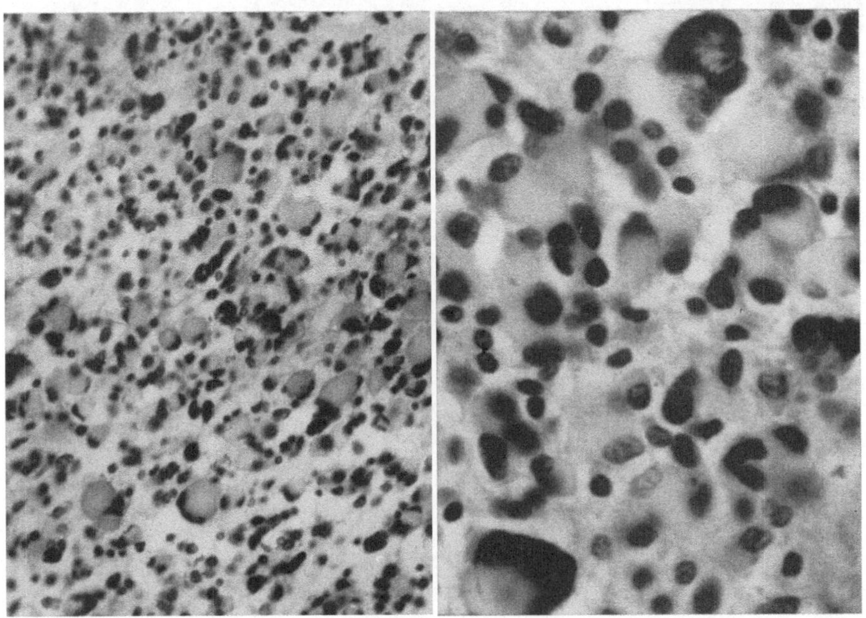

Abb. 31. Schnittpräparat eines malignen Astrozytoms (133). Das Geschwulstgewebe besteht vorwiegend aus
plumpen, stark protoplasmatischen Astrocyten; daneben reichlich vielkernige Riesenzellen. H.-E. links 160 : 1,
rechts 400 : 1

entscheidend. Das histologische Schnittpräparat zeigt ein zellreiches, vorwiegend
astrocytäres Blastom mit zahlreichen mehrkernigen Zellen, wobei die einzelnen am
Rand aufgereihten Kerne der cytoplasmareichen Riesenzellen vom Bild des normalen Astrogliakerns nur wenig abweichen. Das Kulturpräparat der Geschwülste
frappiert durch seine Uniformität. Es handelt sich in allen Fällen gleichsam um
eine Reinkultur von in Form und Aufbau übereinstimmenden, lediglich in der
Größe differierenden, mehrkernigen Riesenzellen ohne bzw. nur mit einer ver-
schwindenden Minderzahl andersartiger, zwischengelagerter Zellelemente. Die in
den Abb. 32—34 dargestellten Zellbilder der Geschwulstkulturen zeigen nur geringe

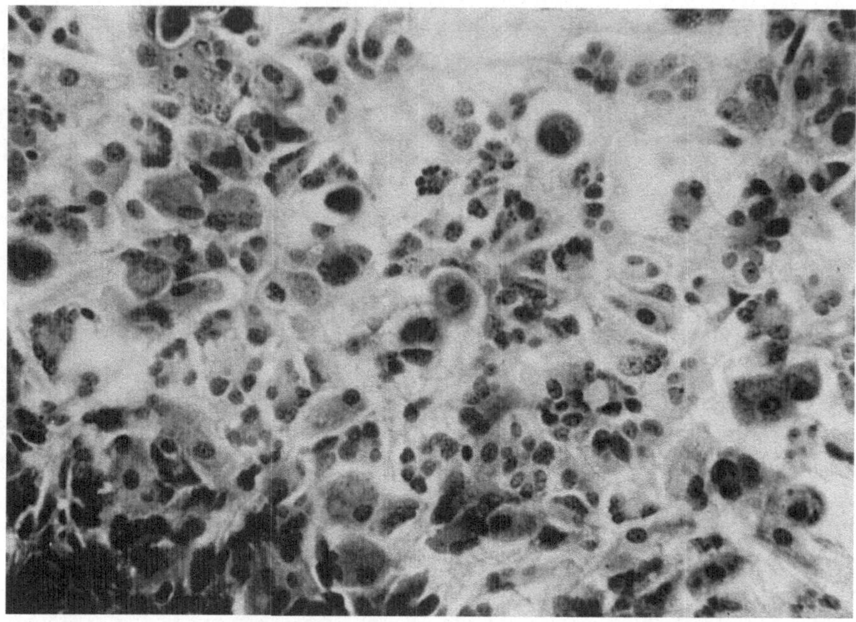

Abb. 32. 3 Tage alte Kultur der gleichen Geschwulst. Explantat am linken unteren Bildrand. In der Proliferationszone Vorherrschen protoplasmareicher, ein- und mehrkerniger Zellen ohne deutliche Fortsätze. H.-E. 100 : 1

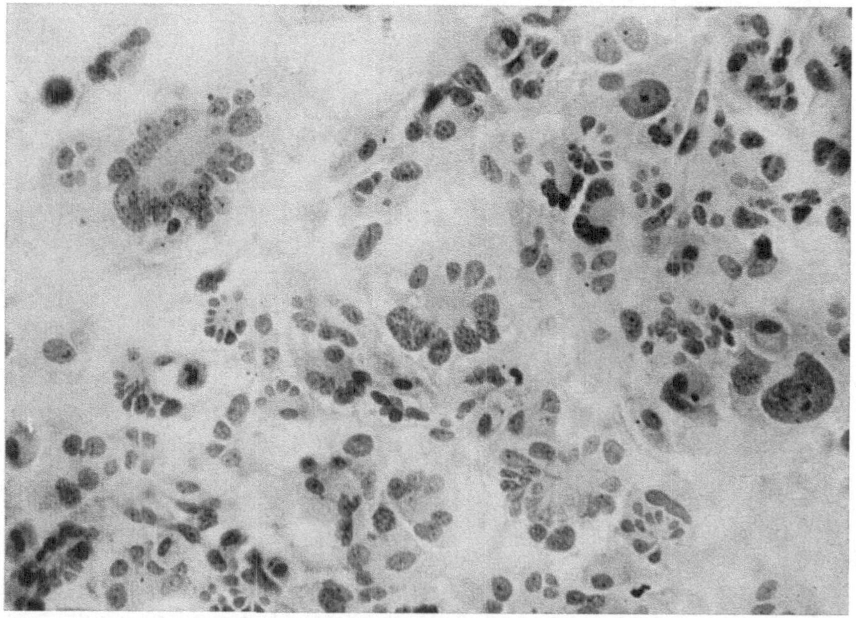

Abb. 33. Gleicher Fall wie Abb. 32; 6 Tage nach Explantation. Zunehmende Umwandlung der primär einkernigen Zellen in großflächige, vielkernige Riesenzellen. Beachte die Orientierung der tropfenförmigen Kerne auf den Mittelpunkt der Zelle sowie in einigen Fällen den Zusammenhang der radiären Chromatinfäden mit einem dunkler gefärbten, zentralen Chromatinrest. H.-E. 160 : 1

Differenzen. Während in Abb. 34 nach 14 tägiger Kultivation das Endzustandsbild der großen, vorwiegend runden, plasmareichen Zelle mit einer Vielzahl um das zentral dichte, opake Cytoplasma kranzförmig aufgereihter Kerne erreicht ist, erlauben die früheren Züchtungsphasen entnommenen Abb. 32 und 33 einen Einblick in den Entstehungsmechanismus dieser Vielkernigkeit. Die auch hier bereits in der Zellperipherie angeordneten Kerne sind in der Mehrzahl noch mit einem feinzipfeligen Ausläufer auf den virtuellen Mittelpunkt der Zelle hin orientiert. Dabei

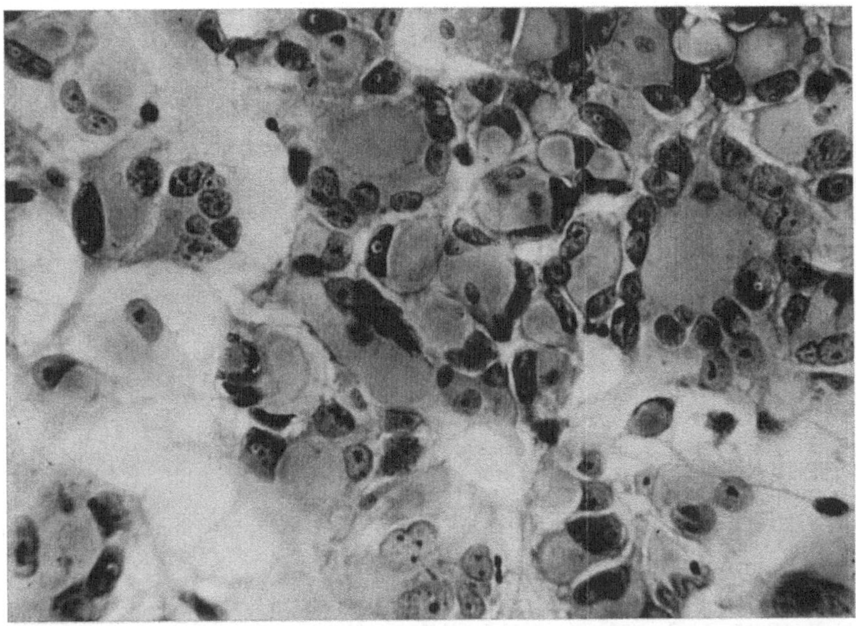

Abb. 34. Ähnlicher Ausgangstumor wie im vorhergehenden Fall (145). 14 Tage alte Explantatkultur. Riesenzellen mit randständigen Kernen. Zunehmende Verdichtung und Homogenisation des zentralen Cytoplasmas. H.-E. 160:1

erscheint das Cytoplasma der Zellen in diesem Stadium noch von geringer Dichte. In einigen Fällen sind die radiären Kernfäden in einem zentralen, dunklen Chromatinrest zusammengefaßt. Diese Bilder können nach unserer Auffassung nur in dem Sinne interpretiert werden, daß die vielkernige Tochterzelle aus der einkernigen Mutterzelle in einem einzigen Schritt einer multipolaren Kernteilung entsteht, ein Mechanismus, der in der von LINZBACH kürzlich gegebenen Übersicht über die Entstehung der Riesenzellen nicht vorgesehen ist. Daß in vitro Riesenzellen auf vielerlei Weise entstehen können, wurde bereits angedeutet und wird im folgenden durch weitere Beispiele belegt werden.

5. Glioblastome
(Abb. 35—60)

An älteren Untersuchungen über die Gewebszüchtung von Glioblastomen sind erwähnenswert die Arbeiten von KREDEL (1928, 9 Fälle), BUCKLEY (1929, 5 von 10), RUSSELL und BLAND (1933, 6 von 7), COX und CRANAGE (1937, 2 von 3). Wenn auch in den meisten Fällen die Proliferation des Geschwulstgewebes in den Eintropfenkulturen — gemessen an der Wachstumsintensität der Rollkulturen — nur spärlich in Gang kam, und bereits nach kurzer Zeit die Degeneration der entstandenen Zellkolonien begann (mit Ausnahme von PINKUS, der ein Glioblastom über 9 Monate subkultivierte), lassen die Beschreibungen keinen Zweifel an der erfolgreichen Kultivation polymorpher Zellen mit reichlich Cytoplasma und großen Kernen. Multinucleäre Zellen wurden in den meisten Fällen beobachtet. Bemerkenswert — da in neueren Untersuchungen nicht bestätigt — ist die von RUSSELL und BLAND hervorgehobene verzögerte Proliferation der piloiden Astrocyten, die jedoch in späteren Stadien der Kultivation überwogen. Ausführlichere Beschreibungen der Zellformen in Glioblastomkulturen sind in neuerer Zeit von COSTERO und POMERAT (1955, ohne Zahlenangabe) sowie LUMSDEN vorgelegt worden. Letzterer berichtet 1959 über die Kultivation von 39 Geschwülsten der „Astrocytoma-Glioblastoma multiforme"-Gruppe. Die nach dem Grading KERNOHANs erfolgte Einteilung ist auf unsere Klassifikation nicht ohne weiteres übertragbar. Man darf jedoch annehmen, daß ein Drittel dieser Zahl zu den im vorhergehenden Kapitel abgehandelten Astrozytomen zählt.

Eigene Glioblastomkultivationen waren in 99 von 103 Fällen erfolgreich:

3 (N 186/57, W. S., 58j. Mann. 1 Monat Kopfschmerz. Gliom rechts frontal. Histol.: Fusiformes Glioblastom).

15 (N 201/57, L. S., 32j. Frau. Rezidiv 5 Jahre nach Operation eines fibrill. Astrozytoms rechts frontal. Histol.: Polym. Glioblastom).

19 (N 207/57, W. N., 35j. Mann. 4 Monate Kopfschmerz. Links fronto-temporales Gliom. Histol.: Polym. Glioblastom).

23 (N 210/57, J. K., 56j. Mann. 2 Monate Anamnese. Links präzentrales Gliom. Histol.: Polym. Glioblastom).

27 (N 214/57, H. H., 4wöchige Hirndruckanamnese. Rechts temporaler Tumor. Histol.: Polym. Glioblastom).

29 (N 216/57, K. H., 59j. Frau. 5 Wochen Kopfschmerz. Rechts frontales Gliom. Histol.: Globulif. Glioblastom).

31 (N 219/57, L. E., 47j. Frau. Mehrwöchiger Kopfschmerz. Links frontaler Tumor. Histol.: Polym. Glioblastom).

34 (N 22/57, L. S., 39j. Mann. 6 Wochen Hirndruck. Gliom rechts fronto-temporal. Histol.: Globulif. Glioblastom).

37 (N 225/57, M. P., 35j. Frau. Kurze Anfallsanamnese. Links zentrales Gliom. Histol.: Polym. Glioblastom).

54 (N 1/58, H. F., 34j. Frau. Rezidiv eines polymorphen Glioblastoms. Histol.: Polym. Glioblastom).

56 (N 5/58, A. K., 55j. Frau. Kurze Hirndruckanamnese. Hemiparese rechts. Links parietaler Tumor. Histol.: Polym. Glioblastom).

57 (N 4/58, K. M., 55j. Mann. Kurzfristig zunehmende psychische Veränderung. Rechts frontaler Tumor. Histol.: Polym. Glioblastom).

59 (N 7/58, M. H., 50j. Frau. 4 Monate Halbseitenparese. Gliom links präzentral. Histol.: Fusif. Glioblastom).

78 (N 32/58, E. K., 55j. Mann. Längere Kopfschmerzanamnese. Rechts frontales Gliom. Histol.: Fusif. Glioblastom).

84 (N 44/58, J. M., 48j. Mann. 3monatige Hirndruckanamnese. Links temporaler Tumor. Histol.: Monstrozell. advent. Sarkom).

87 (N 48/58, E. S., 61j. Frau. 4wöchige Anamnese. Links temporaler Tumor. Histol.: Polym. Glioblastom).

89 (N 53/58, J. M., 58j. Mann. 2monatige Anfallsanamnese. Links fronto-temporales Gliom. Histol.: Fusif. Glioblastom).

93 (N 56/58, M. K., 57j. Mann. 3monatige Hirndruckanamnese. Rechts frontaler Tumor. Histol.: Polym. Glioblastom).

103 (N 79/58, U. W., 27j. Frau. Kurze Hirndruckanamnese. Tumor rechts temporo-occipital. Histol.: Globulif. Glioblastom).

107 (N 84/58, K. W., 35j. Mann. Kurze Anfallsanamnese. Rechts parieto-occipitaler Tumor. Histol.: Polym. Glioblastom).

117 (N 93/58, M. R., 31j. Mann. 1 Monat Kopfschmerz, Erbrechen. Links frontaler Tumor. Histol.: Polym. Glioblastom).

120 (N 99/58, H. G., 58j. Mann. 5monatige Kopfschmerzanamnese. Links temporales Gliom. Histol.: Polym. Glioblastom).

131 (N 122/58, J. L., 53j. Mann. 3 Jahre Kopfschmerz, 4 Wochen Erbrechen, Tumor rechts temporal. Histol.: Polym. Glioblastom).

132 (N 121/58, A. L., 47j. Mann. 4wöchige Kopfschmerzanamnese. Links temporaler Tumor. Histol.: Polym. Glioblastom).

137 (N 130/58, A. K., 54j. Mann. 4wöchige Kopfschmerzanamnese. Links frontales Gliom. Histol.: Fusif. Glioblastom).

140 (N 141/58, F. G., 52j. Mann. Mehrwöchiger Kopfschmerz. Rechts fronto-parietales Gliom. Histol.: Polym. Glioblastom).

148 (N 154/58, J. S., 59j. Mann. Mehrwöchige Hirndruckanamnese. Rechts parietaler Tumor. Histol.: Fusif. Glioblastom).

153 (N 164/58, H. B., 46j. Frau. 4monatige Anfallsanamnese. Rechts temporo-basaler Tumor. Histol.: Polym. Glioblastom).

158 (N 171/58, W. B., 58j. Mann. Mehrmonatige Kopfschmerzanamnese. Rechts temporales Gliom. Histol.: Polym. Glioblastom).

170 (N 191/58, W. W., 54j. Mann. 2monatige Hirndruckanamnese. Links frontaler Tumor. Histol.: Polym. Glioblastom).

172 (N 194/58, H. S., 45j. Mann. 2monatige Kopfschmerzanamnese. Links frontaler Tumor. Histol.: Polym. Glioblastom).

177 (N 203/58, W. R., 55j. Mann. 6wöchige Hirndruckanamnese. Rechts parieto-temporales Gliom. Histol.: Fusif. Glioblastom).

182 (N 206/58, C. F., 50j. Frau. 4wöchige Hirndruckanamnese. Tumor links frontal. Histol.: Polym. Glioblastom).

184 (N 208/58, G.R., 38j. Mann. 3monatige Anfallsanamnese. Gliom fronto-parietal rechts. Histol.: Polym. Glioblastom).

185 (N 209/58, H. G., 59j. Mann. 4wöchige Hirndruckanamnese. Gliom links frontal. Histol.: Polym. Glioblastom).

186 (N 210/58, M. T., 57j. Frau. 5wöchige Hirndruckanamnese. Links frontaler Tumor. Histol.: Fusif. Glioblastom).

188 (N 211/58, M. S., 56j. Frau. 4monatige Kopfschmerzanamnese. Tumor rechts temporal. Histol.: Monstrozell. advent. Sarkom).

190 (N 214/58, J. F., 32j. Mann. 3wöchige Hirndruckanamnese. Links temporales Gliom. Histol.: Globulif. Glioblastom).

191 (N 215/58, J. K., 58j. Mann. Mehrmonatige psychische Veränderung. Rechts frontaler Tumor. Histol.: Fusif. Glioblastom).

210 (N 230/58, H. K., 58j. Mann. 4monatige Anfallsanamnese. Rechts temporaler Tumor. Histol.: Polym. Glioblastom).

217 (N 5/59, K. V., 34j. Mann. 1monatige Kopfschmerzanamnese. Tumor des Sept. pelluc. Histol.: Polym. Glioblastom).

220 (N 13/59, M. H., 50j. Frau. Rezidiv von 59. Histol.: Polym. Glioblastom, vorher fusiformes Glioblastom).

223 (N 18/59, M. R., 32j. Mann. Rezidiv von 117. Histol.: Polym. Glioblastom, vorher ebenfalls polym. Glioblastom).

226 (N 22/59, H. S., 16j. Junge. Mehrmonatige Halbseitenparese links. Rechts parietaler Tumor. Histol.: Polym. Glioblastom).

233 (N 33/59, A. K., 57j. Frau. Unklare Anamnese. Links frontaler Tumor. Histol.: Globulif. Glioblastom).

237 (N 37/59, K. D., 59j. Mann. 2wöchige Hirndruckanamnese. Links fronto-temporaler Tumor. Histol.: Polym. Glioblastom).

243 (N 46/59, O. K., 59j. Mann. 6wöchige Anfallsanamnese. Links temporaler Tumor. Histol.: Polym. Glioblastom).

246 (N 51/59, T. K., 51j. Mann. 2monatige Kopfschmerzanamnese. Links temporo-occipitaler Tumor. Histol.: Polym. Glioblastom).

249 (N 54/59, B. L., 13j. Junge. 2jährige Anfallsanamnese. Links temporaler Tumor. Histol.: Monstrozell. advent. Sarkom).

256 (N 66/59, E. F., 51j. Mann. 3monatige Anfallsanamnese. Links parietaler Tumor. Histol.: Polym. Glioblastom).

258 (N 71/59, P. R., 51j. Mann. 4wöchige Kopfschmerzanamnese. Links occipitaler Tumor. Histol.: Globulif. Glioblastom).

261 (N 74/59, H. S., 55j. Frau. 4monatiger Verwirrtheitszustand. Links temporaler Tumor. Histol.: Polym. Glioblastom).

275 (N 90/59, I. G., 8j. Mädchen. Kurze Anfallsanamnese. Halbseitenparese rechts. Gefäßreiches Gliom links temporal. Histol. Globulif. Glioblastom).

278 (N 96/59, E. M., 56j. Frau. 3 Monate generalisierte Krampfanfälle und Hemiplegie rechts. Links parietales buntes Gliom. Histol.: Fusif. Glioblastom).

281 (N 104/59, M. B., 5j. Mädchen. Mehrere Wochen Kopfschmerz, Erbrechen, Sehstörungen. Links occipitaler Tumor. Histol.:Globulif. Glioblastom).

284 (N 107/59, E. B., 52j. Mann. 2 Monate Kopfschmerz, Erbrechen, Wortfindungsstörungen. Links frontales buntes Gliom. Histol.: Polym. Glioblastom).

288 (N 111/59, M. B., 48j. Mann. 6 Wochen generalisierte Krampfanfälle. Links frontales Gliom. Histol.: Monstrozell. advent. Sarkom).

299 (N 144/59, E. J., 53j. Frau. 6 Monate Schwindelanfälle, psych. Veränderungen, Hemiparese rechts. Links frontaler Tumor. Histol.: Fusif. Glioblastom).

300 (N 152/59, A. R., 53j. Mann. 6 Wochen Kopfschmerz, Schwindel, Erbrechen. Rechts frontales Gliom. Histol.: Polym. Glioblastom).

310 (N 167/59, M. E., 50j. Frau. Einige Monate Kopfschmerz, dann Hemiparese links. Rechts frontales Gliom. Histol.: Polym. Glioblastom).

313 (N 168/59, W. J., 20j. Mann. Seit 3 Monaten Kopfschmerz, general. Krampfanfälle. Links frontales Gliom. Histol.: Polym. Glioblastom).

331 (N 207/59, H. K., 51j. Frau. Kurzfristig linksseitige Hemiparese. Rechts parietales Gliom. Histol.: Monstrozell. advent. Sarkom).

334 (N 210/59, J. S., 44j. Mann. 6 Wochen Kopfschmerz, Sehverschlecht. Rechts temporo-occipitales Gliom. Histol.: Polym. Glioblastom).

336 (N 213/59, C. S., 56j. Mann. Einige Monate Kopfschmerz, Sehstörungen. Links temporo-occipitales Gliom. Histol.: Polym. Glioblastom).

339 (N 216/59, J. K., 40j. Frau. Einige Wochen general. Krampfanfälle und homonyme Hemianopsie. Rechts temporales Gliom. Histol.: Polym. Glioblastom).

341 (N 221/59, R. F., 57j. Mann. 3 Wochen Erbrechen, Benommenheit, rechtsseitige Hemiparese, Aphasie. Links frontales Gliom. Histol.: Fusif. Glioblastom).

343 (N 224/59, M. Z., 38j. Frau. 3 Monate Kopfschmerz, Krampfanfälle, Hemiparese links. Rechts occipitales Gliom. Histol.: Polym. Glioblastom).

345 (N 227/59, T. K., 51j. Mann. Rezidiv von 246, temporo-occipital links. Histol.: Polym. Glioblastom, vorher ebenfalls polym. Glioblastom).

349 (N 240/59, T. A., 52j. Mann. Kurze Kopfschmerzanamnese. Links frontales Gliom. Histol.: Polym. Glioblastom).

358 (N 263/59, A. P., 53j. Mann. 2 Monate Kopfschmerz, Hemiparese rechts. Links temporales Gliom. Histol.: Polym. Glioblastom).

359 (N 268/59, A. B., 44j. Mann. 6 Wochen Kopfschmerz, Erbrechen. Rechts frontaler Tumor. Histol.: Monstrozell advent. Sarkom).

363 (N 274/59, P. H., 52j. Mann. 3wöchige Anfallsanamnese. Links temporales Gliom. Histol.: Polym. Glioblastom).

365 (N 275/59, E. E., 48j. Frau. Mehrmonatige Kopfschmerzanamnese, akute Hemiparese rechts. Ventrikeltumor links. Histol.: Polym. Glioblastom).

386 (N 18/60, K. B., 48j. Mann. 1 Monat Kopfschmerz, Erbrechen. Ventrikeltumor rechts. Histol.: Polym. Glioblastom).

388 (N 20/60, W. B., 53j. Frau. Kurze Hirndruckanamnese. Rechts temporo-occipitales Gliom. Histol.: Polym. Glioblastom).

393 (N 33/60, E. K., 52j. Mann. Rezidiv nach rechts parietalem Oligodendrogliom aus 1955. Jetzt histol. globulif. Glioblastom).

394 (N 29/60, P. R., 28j. Mann. 3monatige Anfallsanamnese. Rechts parietales Gliom. Histol.: Fusif. Glioblastom).

398 (N 32/60, K. H., 51j. Mann. 3monatige Kopfschmerzanamnese. Rechts temporaler derber Tumor. Histol.: Polym. Glioblastom).

399 (N 38/60, C. N., 55j. Mann. 3 Monate Hirndruckanamnese. Rechtsseitige Hemiparese. Ventrikeltumor links. Histol.: Polym. Glioblastom).

400 (N 40/60, G. H., 59j. Mann. Rezidiv von 287 aus 1959, temporales Gliom. Histol.: Polym. Glioblastom).

407 (N 51/60, H. S., 46j. Mann. Rezidiv von 172 aus 1958. Links frontales Gliom. Histol.: Polym. Glioblastom).

408 (N 53/60, G. W., 11j. Junge. Einmalige Subarachnoidealblutung. Rechts temporales Gliom. Histol.: Globulif. Glioblastom).

421 (N 68/60, G. B., 56j. Frau. Kurze Hirndruckanamnese. Rechts temporaler Tumor. Histol.: Polym. Glioblastom).

428 (N 81/60, H. G., 33j. Mann. 3wöchige Hirndruckanamnese. Links frontales Gliom. Histol.: Polym. Glioblastom).

429 (N 83/60, L. S., 57j. Mann. Kurze Kopfschmerzanamnese. Akute Einklemmung. Rechts temporaler Tumor. Histol.: Fusif. Glioblastom).

430 (N 82/60, K. S., 57j. Mann. Mehrere Wochen Hemiparese links. Rechts temporales Gliom. Histol.: Fusif. Glioblastom).

440 (N 108/60, H. L., 62j. Mann. Seit 3 Monaten zunehmende Hemiparese links. Gliom rechts parietal. Histol.: Polym. Glioblastom).

449 (N 125/60, L. L., 49j. Mann. Seit einem halben Jahr zunehmende psych. Alteration. Rechts frontales Gliom. Histol.: Fusif. Glioblastom).

459 (N 143/60, M. K., 40j. Mann. Kurzdauernde Halbseitenparese rechts, Sprachstörungen. Links zentrales Gliom. Histol.: Polym. Glioblastom).

467 (N 151/60, L. S., 71j. Mann. Seit 1 Monat Hemiparese links. Rechts temporo-occipitales Gliom. Histol.: Polym. Glioblastom).

476 (N 161/60, E. R., 62j. Mann. Kurze Hirndruckanamnese. Links temporales Gliom. Histol.: Fusif. Glioblastom).

479 (N 166/60, K. L., 61j. Mann. 1monatige Kopfschmerzanamnese. Rechts temporo-occipitales Gliom. Histol.: Globulif. Glioblastom).

480 (N 169/60, A. M., 49j. Mann. Seit 2 Monaten homonyme Hemianopsie. Links occipital cyst. Gliom. Histol.: Polym. Glioblastom).

481 (N 167/60, L. G., 48j. Frau. Kurze Hirndruckanamnese. Rechts temporales cystisches Gliom. Histol.: Polym. Glioblastom).

483 (N 171/60, H. K., 48j. Mann. Kurzfristige Wesensänderung. Rechts temporales Gliom. Histol.: Fusif. Glioblastom).

485 (N 174/60, R. H., 52j. Mann. 3 Monate rechtsseitige homonyme Hemianopsie, Hirndruckzeichen. Links temporales Gliom. Histol.: Polym. Glioblastom).

494 (N 191/60, E. D., 52j. Frau. Seit 3 Wochen linksseitige Jackson-Anfälle. Parietales Gliom mit Blutung. Histol.: Polym. Glioblastom).

509 (N 221/60, P. W., 14j. Junge. 6monatige Kopfschmerzanamnese. Links parietales Gliom. Histol.: Polym. Glioblastom).

Die aus dem histologischen Schnittpräparat der Glioblastome geläufige Dreiteilung in vorwiegend globuliforme, vorwiegend fusiforme und vorwiegend multiforme Untergruppen läßt sich in dieser Form auf das Bild der Glioblastomkultur nicht übertragen. Der im Schnittpräparat auffällige Unterschied zwischen den fusiformen Geschwülsten mit wenig Riesenzellen und solchen ähnlichen Aufbaus mit viel Riesenzellen ist in vitro verwischt. Wir haben unser Untersuchungsmaterial daher nach dem Gewebsbild der Kultur in folgende Gruppen unterteilt:

a) Fusiforme = rein spindelzellige Glioblastome: 20

(3, 59, 78, 89, 137, 148, 177, 186, 191, 278, 299, 341, 394, 429, 430, 449, 476, 483, 485, 494).

b) Polymorphe = gemischt fusiform-astrocytär-riesenzellige Glioblastome: 62

(15, 19, 23, 27, 31, 37, 54, 56, 57, 87, 93, 107, 117, 120, 131, 132, 140, 153, 158, 170, 172, 182, 184, 185, 210, 217, 220, 223, 226, 237, 243, 246, 256, 261, 284, 300, 310, 313, 334, 336, 339, 343, 344, 345, 349, 358, 363, 365, 386, 388, 398, 399, 400, 407, 421, 428, 440, 459, 467, 480, 481, 509).

c) Globuliforme = kleinzellige Glioblastome: 11

(29, 34, 103, 190, 233, 258, 275, 282, 293, 408, 479).

d) Monstrocelluläre adventitielle Sarkome: 6

(84, 188, 249, 288, 331, 359).

Im Gegensatz zu den einschlägigen Statistiken stellt die *in vitro* spindelzellige Untergruppe nicht den Hauptteil der Glioblastome, sondern lediglich ein Fünftel. Mehr als die Hälfte aller Glioblastome geht in die polymorphe Untergruppe ein, der ein großer Teil der sonst im histologischen Schnittpräparat als vorwiegend spindelzellig bezeichneten Geschwülste angehört. Bei unserer Untergruppe der fusiformen Glioblastome handelt es sich somit lediglich um solche Geschwülste, die in vitro *rein* spindelzellig wachsen und eine große Ähnlichkeit zu den Spongioblastomkulturen aufweisen, gleichgültig, ob ihr histologisches Schnittpräparat entsprechend Abb. 35 rein spindelzellig ist oder aber hier und dort polymorphe Partien beinhaltet. Die globuliformen Glioblastome unseres Untersuchungsgutes entsprechen der gebräuchlichen Definition.

a) Die fusiformen Glioblastome

Nach der Explantation eines vorwiegend fusiformen Glioblastoms, dessen langgestreckte Zellen sich in einander durchflechtenden Zügen und Bündeln gruppieren, erkennt man bereits nach wenigen Stunden eine starke Migration und Vermehrung spongioblastenähnlicher Zellen, die sich vom Bild der Kleinhirnastrozytomkultur nur dadurch unterscheiden, daß die polständigen Fortsätze nicht die Länge jener Ausläufer erreichen und ebenfalls eine Zusammenfassung in Bündeln vermissen lassen. Die initiale Uniformität des Zellbildes bleibt auch bei mehrwöchiger Kultivation unverändert erhalten. Nur selten werden vereinzelte Astrocyten angetroffen. Fibroblastenwachstum und Makrophagenmigration spielen in den rein fusiformen Glioblastomen im Gegensatz zur Gruppe der polymorphen Geschwülste keine wesentliche Rolle. Bemerkenswert erscheint die Beobachtung, daß in Explantatkulturen spindelzelliger Glioblastome der radiäre Aufbau der Kultur bis in die nach Wochen und Monaten einsetzende Degenerationsphase erhalten bleibt. In keinem unserer zu dieser Untergruppe gehörenden Fälle kam es zur Ausbildung der von den übrigen gliösen Geschwülsten und auch den nachfolgenden Glioblastomuntergruppen bekannten Netzbildung mit Andeutung einer gewissen grobmiskroskopischen Eigenstruktur des kultivierten Zellverbandes. (Die nach der Trypsination derartiger Geschwülste und der Aussaat von Zellsuspensionen entstehende reticuläre Struktur der sich formierenden Zellkolonien ist im wesentlichen durch die Technik bedingt und kann dem Geschwulstgewebe nicht als eigene formative Potenz zugeschrieben werden.)

Obwohl einzelne unserer fusiformen Glioblastome in situ Riesenzellen enthiel-
ten, fanden sich derartige Zellgebilde während der Proliferationsphase der Tumoren
in vitro niemals. Erst nach abgeschlossener Proliferation — d. h. nach Ersatz des

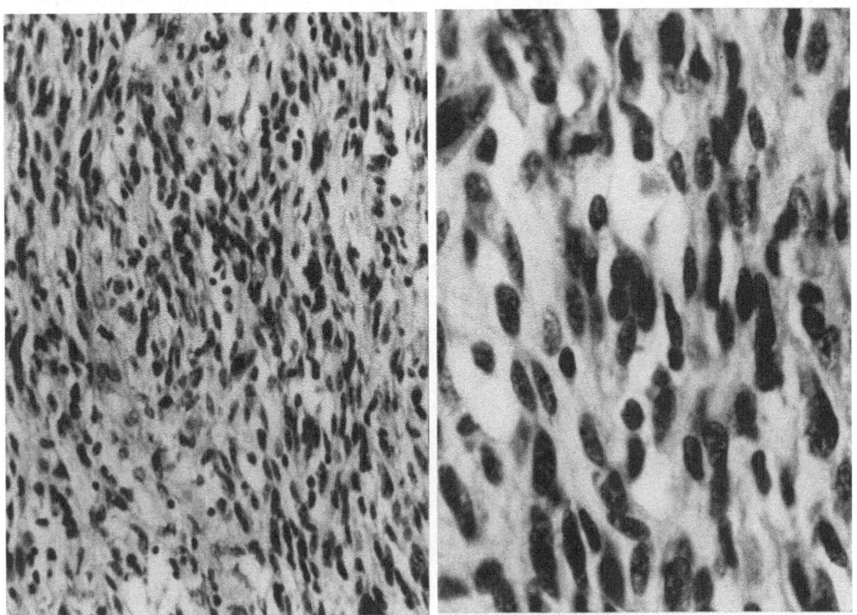

Abb. 35. Schnittpräparat eines rein spindelzelligen Glioblastoms. Die länglichen, spongioblastenähnlichen Zellen
sind in Zügen und Wirbeln angeordnet. Keine Riesenzellen. Nissl, links 160 : 1, rechts 400 : 1

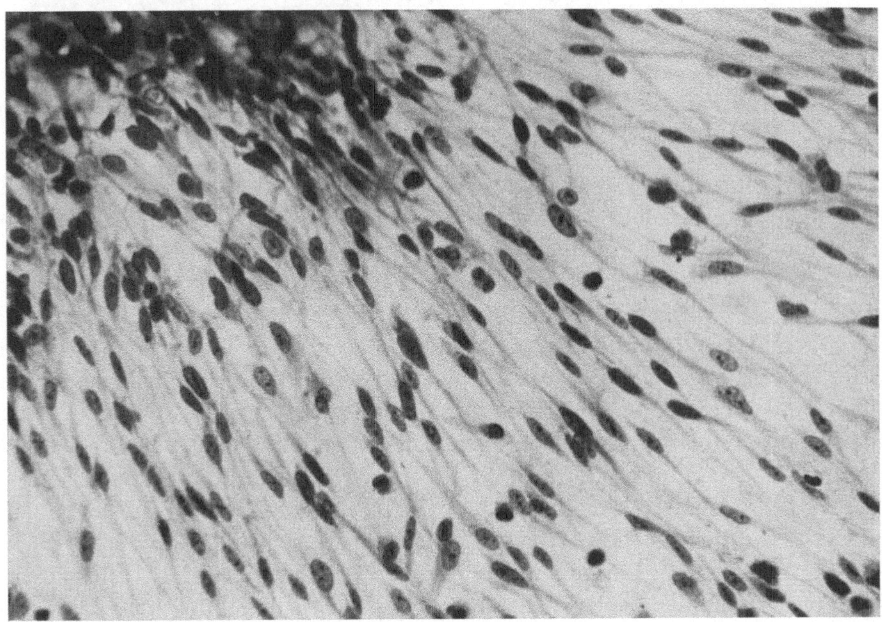

Abb. 36. 3 Tage alte Kultur der gleichen Geschwulst. Die bereits ausgedehnte Proliferationszone besteht ausschließlich aus länglichen bipolaren, spongioblastenähnlichen Zellen. H.-E. 160 : 1

Auswachsmediums durch ein inhaltsärmeres Unterhaltsmedium oder im Falle der
vollständigen Bedeckung des Gefäßbodens mit neugebildetem Kulturgewebe —
erkennt man zunehmend vielkernige Symplasmen, die offensichtlich durch das Zusammensintern vorher voneinander getrennter Einzelzellen entstehen. Diese
Symplasmen sind Ausdruck der einsetzenden Alterung des Gewebes und damit
rein regressive Alterationen der Kultur. Sie kommen in jedem über längere Zeit
kultivierten Gewebe vor — besonders häufig in Kulturen normalen Organgewebes
wie Nierenepithelien, Unterhautfibroblasten u. dgl.

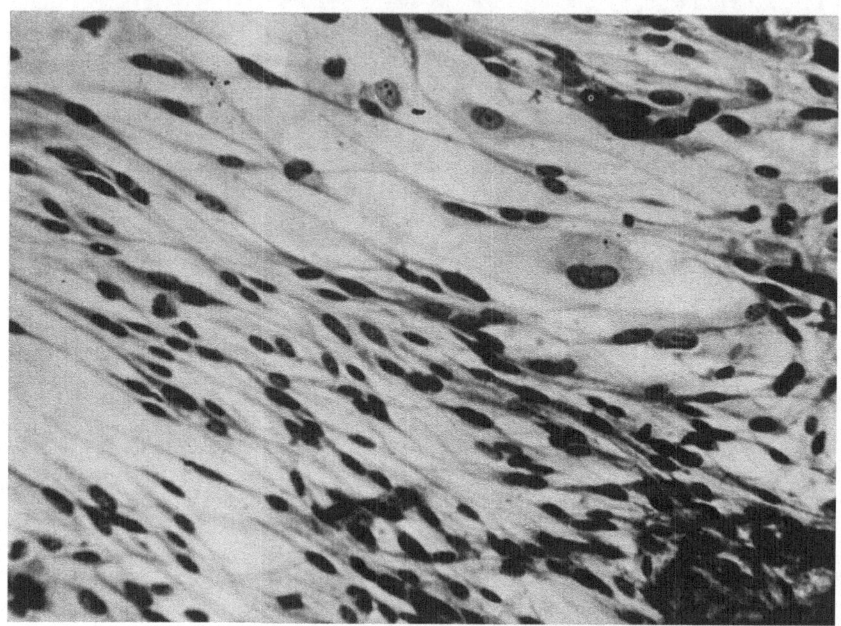

Abb. 37. Ähnliche Zellkolonie nach 3wöchiger Kultivation. Das Zellbild ist gegenüber Abb. 36 kaum verändert.
H.-E. 160 : 1

Die hier besprochenen, rein aus fusiformen oder spongioblastenähnlichen Zellen
bestehenden Glioblastome setzen sich in vitro als eine deutlich in sich geschlossene
Gruppe von den übrigen Glioblastomen ab. Im histologischen Schnittpräparat ist
der Unterschied zu den der nächsten Untergruppe angehörenden fusiformen, aber
stärker riesenzellhaltigen Glioblastomen nicht so deutlich, da hier die Genese der
Riesenzellen nicht gleichermaßen eindeutig zu klären ist, wie unter den Bedingungen der Kultur. Die bei der besprochenen Untergruppe der fusiformen Glioblastome abgebildeten Spindelzellen kommen unter allen, in den Gewebekulturen
menschlicher Glioblastome auftretenden Zellen dem Bild des Spongioblasten am
nächsten. In keinem unserer Präparate haben wir uns davon überzeugen können,
daß diese Zellen sich regelmäßig in Astroblasten verwandeln, wie Costero und
Pomerat es für die Spongioblasten der Glioblastome angeben. Daß die Astrocyten
zellreicher Astrozytome bei besonders starker Proliferation eine mehr spindelzellige Form annehmen, sich jedoch regelmäßig durch eine künstliche Dämpfung
der Wachstumsintensität zu sternförmigen Elementen rückverwandeln lassen, ist
eine andere Beobachtung, die bei der Besprechung des Entdifferenzierungsproblems

noch ausführlicher darzustellen sein wird. In unseren Kulturen der nach Vorgeschichte, Lokalisation, Aussehen, Prognose u. a. unzweifelhaft zur Gruppe der Glioblastome gehörenden fusiformen Unterabteilung findet sich nicht der geringste Anhalt dafür, daß es sich bei ihnen um entartete Astrozytome handelt, auf die ein „Grading" nach dem Vorschlag von KERNOHAN und LUMSDEN sinnvoll anwendbar wäre.

b) Die polymorphen Glioblastome

Die den Hauptteil unserer kultivierten Glioblastome ausmachenden, eigentlich polymorphen oder hier als gemischt fusiform-astrocytär-riesenzellig bezeichneten Unterformen sind keineswegs einheitlich. Sie umfassen nach dem histologischen Diagnoseschema des Schnittpräparates einen Teil der fusiformen Glioblastome sowie den größeren Teil der multiform-riesenzelligen Geschwülste, aus denen wir wegen des charakteristischen Kulturwachstums noch eine kleine Untergruppe aussondern. Unter Vorbehalt einer bei größerer Erfahrung zu einem späteren Zeitpunkt vielleicht notwendig werdenden Unterteilung dieser polymorphen Untergruppe wird sie im folgenden vorerst geschlossen abgehandelt. Wir sind uns

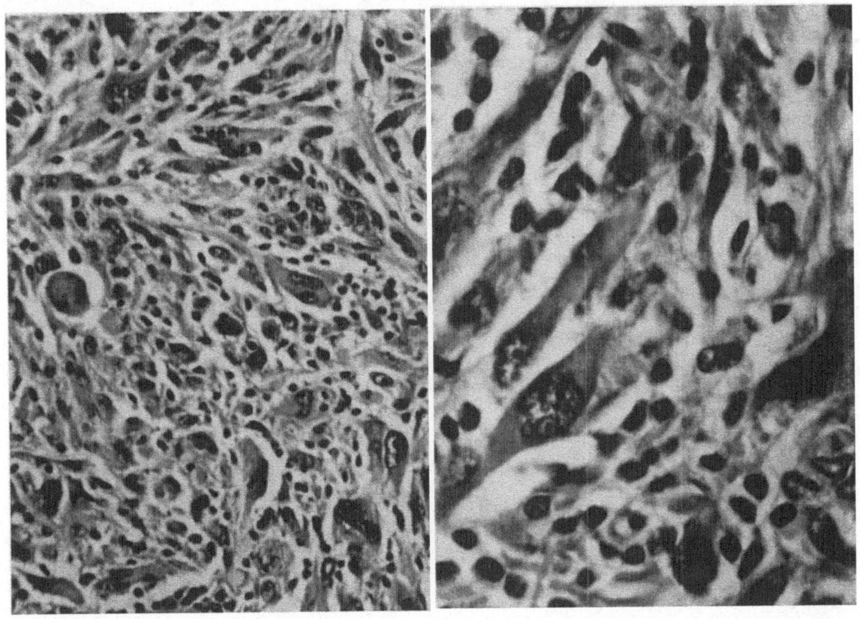

Abb. 38. Schnittpräparat eines polymorphzelligen Glioblastoms mit reichlich Riesenzellen, fusiformen und astrogliösen Zellelementen. H.-E. links 160 : 1, rechts 400 : 1

durchaus darüber im klaren, daß die Abb. 39 und 44 zwei deutlich voneinander unterscheidbare Wachstumsmuster repräsentieren, hoffen jedoch durch die Anordnung der dazwischen liegenden Abbildungen, die diesen Abschnitt illustrieren, den allmählichen Übergang dieser beiden Muster ineinander ebenso zu verdeutlichen wie die Schwierigkeit, auf dieser fließenden Linie eine Zäsur zu setzen.

Die im histologischen Schnittpräparat des polymorphen Glioblastoms erkennbaren Zellen — Riesenzellen, bipolare protoplasmaarme Spindelzellen, unipolare

Zellen nach Art piloider Astrocyten, protoplasmatische, nur wenige stummelartige
Fortsätze tragende Astrogliaabkömmlinge, kleinere Rundzellen (ähnlich den Elementen der globuliformen Glioblastome) kommen, vermehrt um Makrophagen

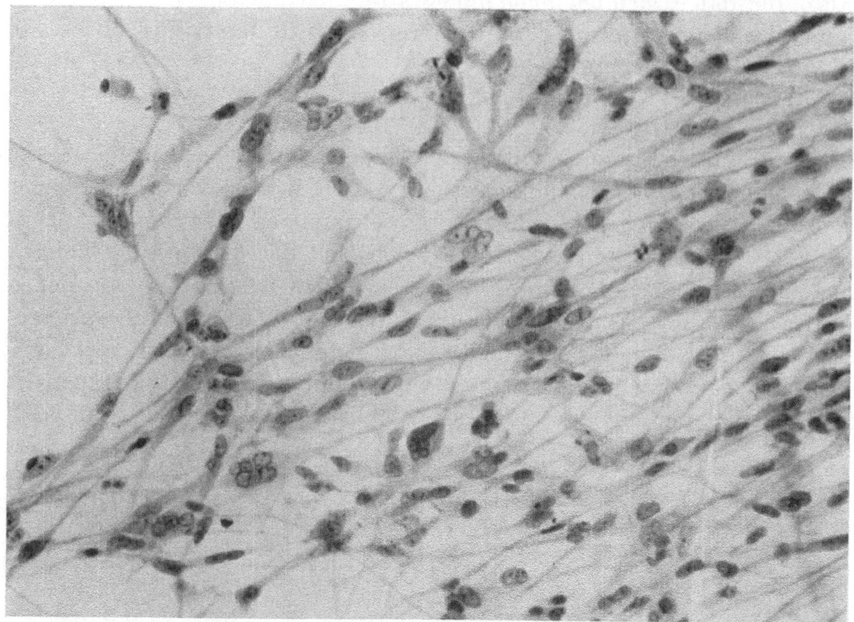

Abb. 39. 6 Tage alte Kultur eines polymorphen Glioblastoms (56). Vorwiegend spindelige Zellen mit einzelnen
länglichen oder mehreren rundlichen Zellkernen. Zellgröße relativ einheitlich. H.-E. 160 : 1

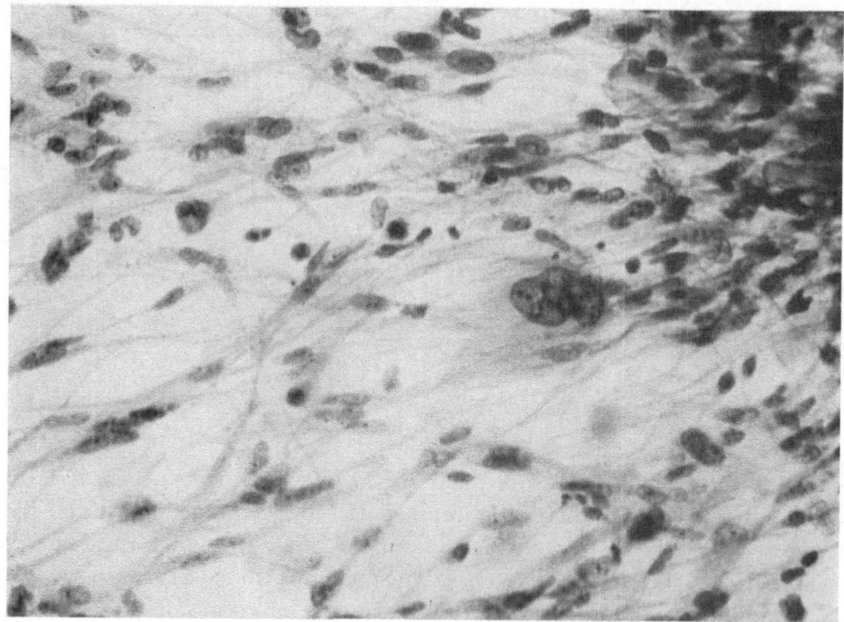

Abb. 40. 6 Tage alte Kultur eines polymorphen Glioblastoms (172). Neben vorwiegend spindelzelligen Elementen
einzelne Riesenzellen mit außergewöhnlich großen anaplastischen Zellkernen. H.-E. 160 : 1

und die Fibroblasten des Gefäßbindegewebes, auch in der Proliferationszone der
in vitro-Kultur vor. Je nach Aufbau der Ausgangsgeschwulst können einzelne der
aufgeführten Zellarten bei weitem überwiegen. Gemeinsam ist allen Kulturen das

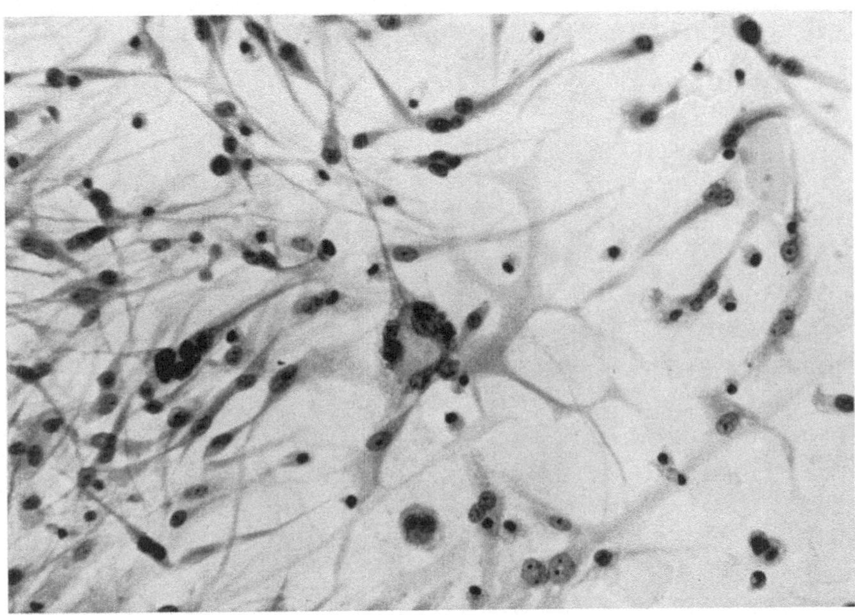

Abb. 41. Wie Abb. 40. Stärkere Polymorphie der Einzelzellen. 10 Tage nach Explantation. H.-E. 160 : 1

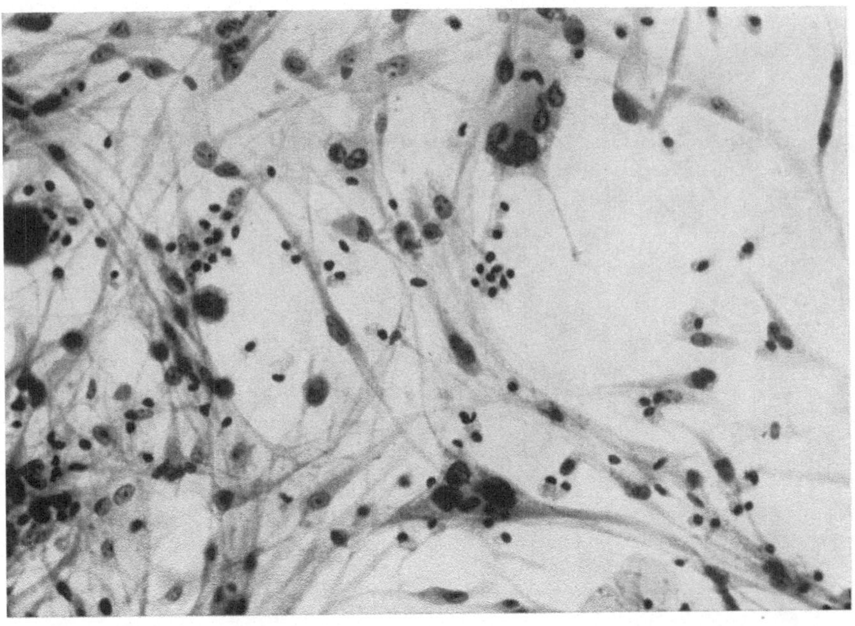

Abb. 42. 14 Tage alte Kultur eines polymorphen Glioblastoms (220). Ähnliche Verhältnisse wie in der vorhergehenden Abb. Ein radiärer Aufbau der Zellkolonie ist nicht mehr erkennbar. H.-E. 160 : 1.

Auftreten von ein- und mehrkernigen Riesenzellen schon in der initialen Phase des
Geschwulstzellwachstums. Diese, teils endomitotisch, teils amitotisch entstehenden Riesenzellen sind daher als Ausdruck der Geschwulsteigenart ganz anders zu

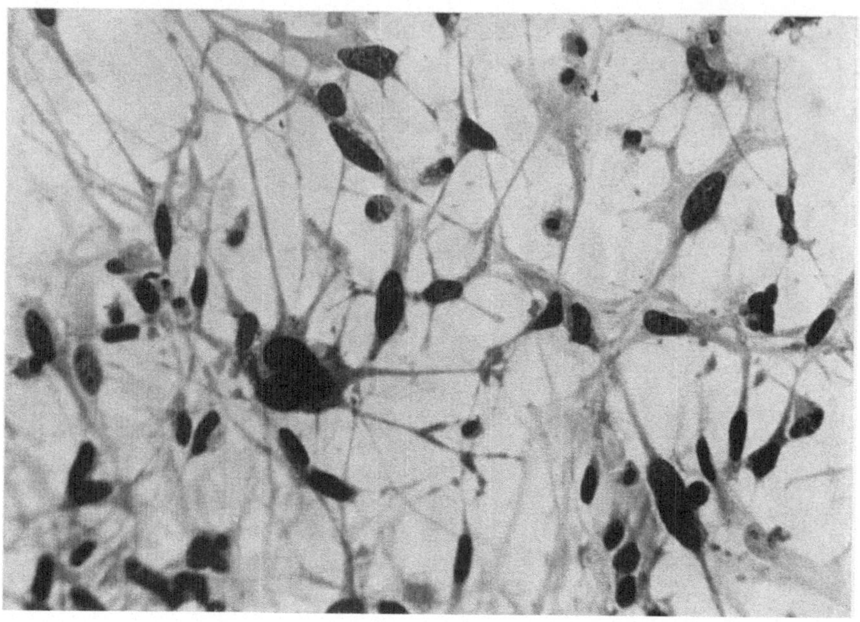

Abb. 43. Deutlich reticulärer Aufbau der Kultur eines vorwiegend astrocytären polymorphen Glioblastoms (185)
3 Wochen nach Explantation. H.-E. 160 : 1

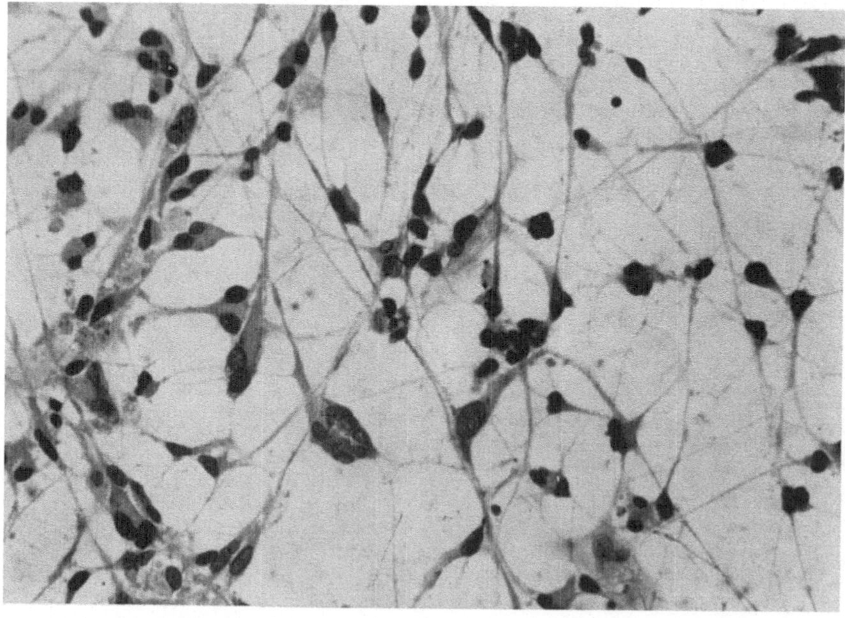

Abb. 44. Gleicher Fall wie Abb. 43. H.-E. 120 : 1

bewerten als die vielkernigen Symplasmen der alternden Gewebekultur. Bei Überwiegen der spongioblastenähnlichen Zellelemente behält die Kultur über lange Zeit ihre radiäre Grundstruktur, die sich in späteren Stadien zwar verliert, aber niemals

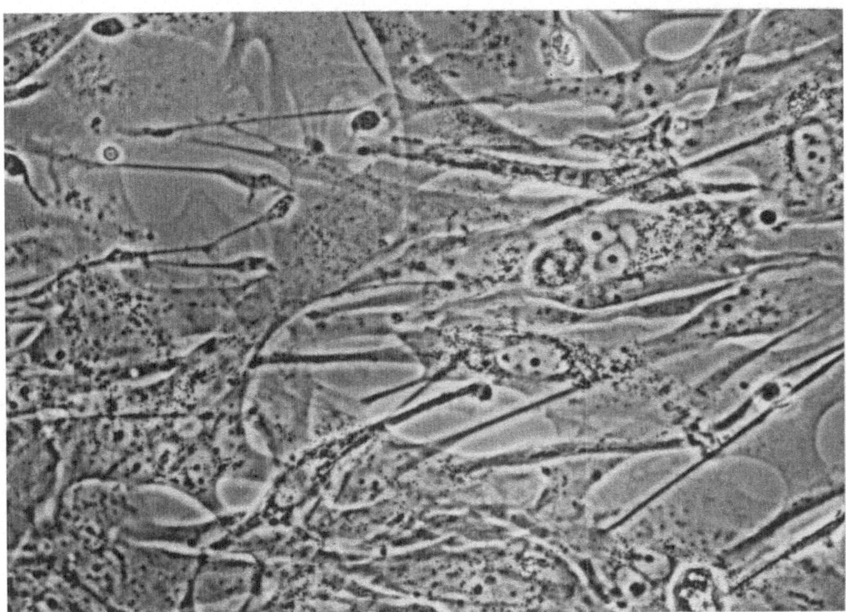

Abb. 45. Kultur eines vorwiegend aus Spindelzellen aufgebauten polymorphen Glioblastoms (184) 14 Tage nach Explantation. Lebendaufnahme, Phasenkontrast, 400 : 1

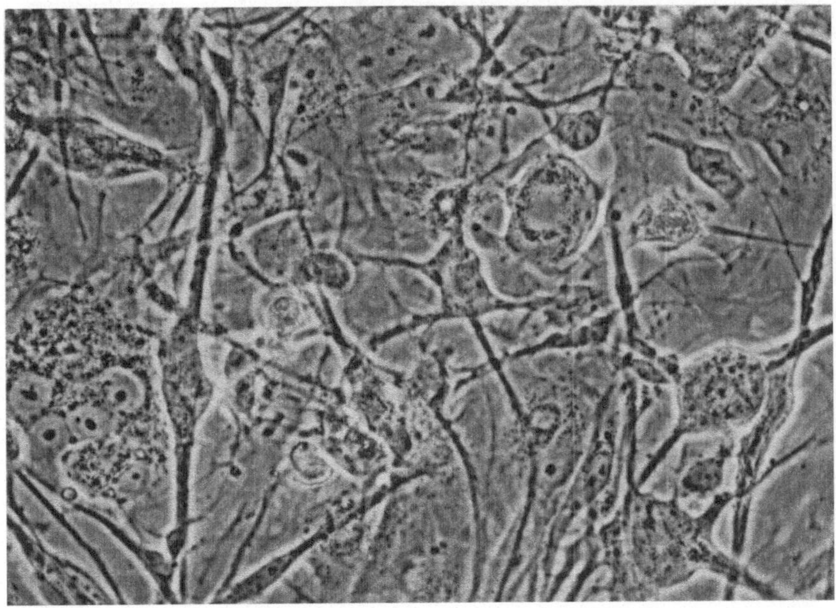

Abb. 46. Mehrkernige Riesenzellen und einzelne astrocytäre Zellen mit plumpen Fortsätzen in der Kultur eines polymorphen Glioblastoms (261) 3 Wochen nach Explantation. Lebendaufnahme, Phasenkontrast, 400 : 1

einer so ausgesprochenen Netzformation Platz macht, wie sie uns in Kulturen derjenigen Geschwülste begegnet, in denen die astrocytären Elemente das Übergewicht bilden.

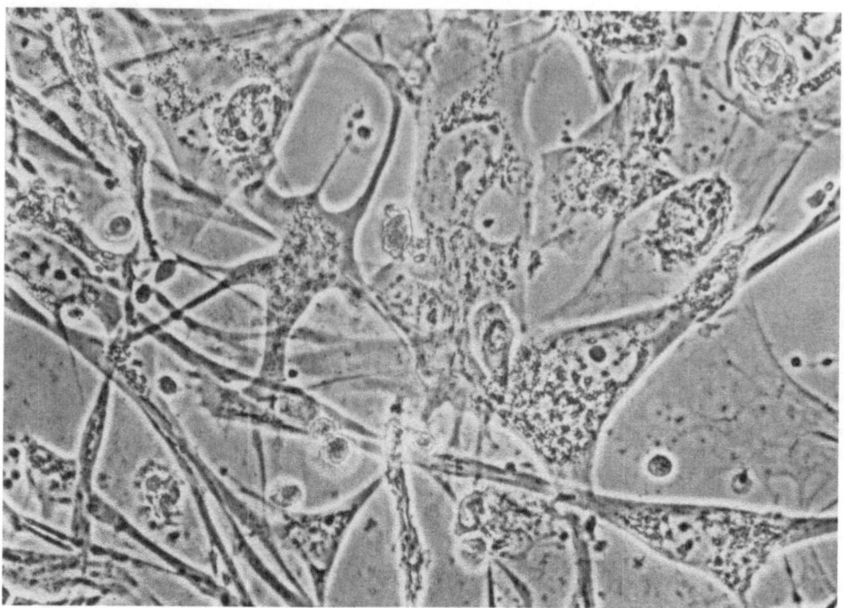

Abb. 47. Wie Abb. 46

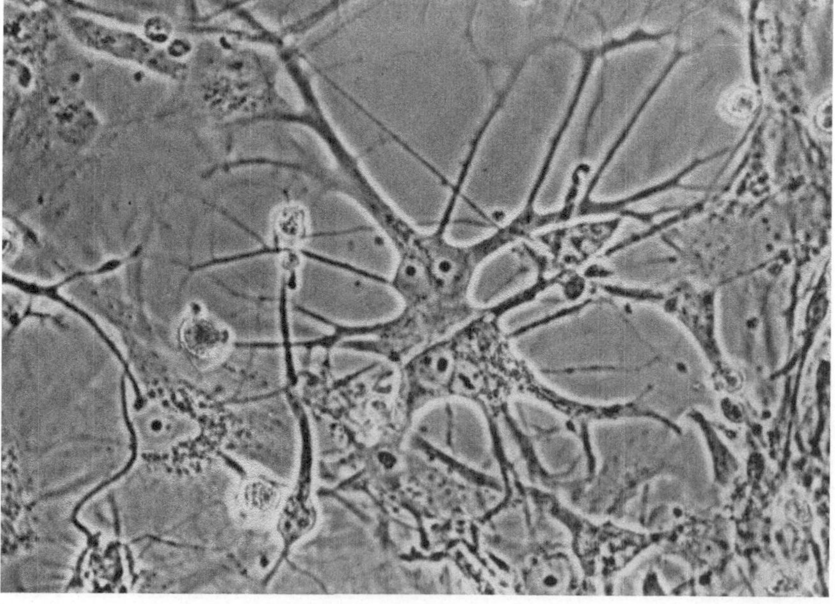

Abb. 48. Monströse Astrogliazelle in der Kultur eines polymorphen Glioblastoms (246). Lebendaufnahme, Phasenkontrast, 400 : 1

Sämtliche polymorphen Glioblastome zeichnen sich in vitro durch eine hohe Proliferationsgeschwindigkeit aus. Bei positivem Ausfall der Kultivation erkennt man die beginnende Zellvermehrung bereits nach wenigen Stunden. Nicht selten muß das Nährmedium schon nach 24—48 Std. zum erstenmal erneuert werden. Die anaplastischen Zellformen des gefärbten Kulturpräparates sind den cellulären Prototypen der normalen Gliakultur meist ebenso wenig zuzuordnen wie die Zellen des Schnittpräparates dem Normalpräparat zentralnervösen Gewebes. Lediglich gewisse Lagerungseigentümlichkeiten des gliösen Gewebes in vitro werden von den Zellen der Glioblastome beibehalten.

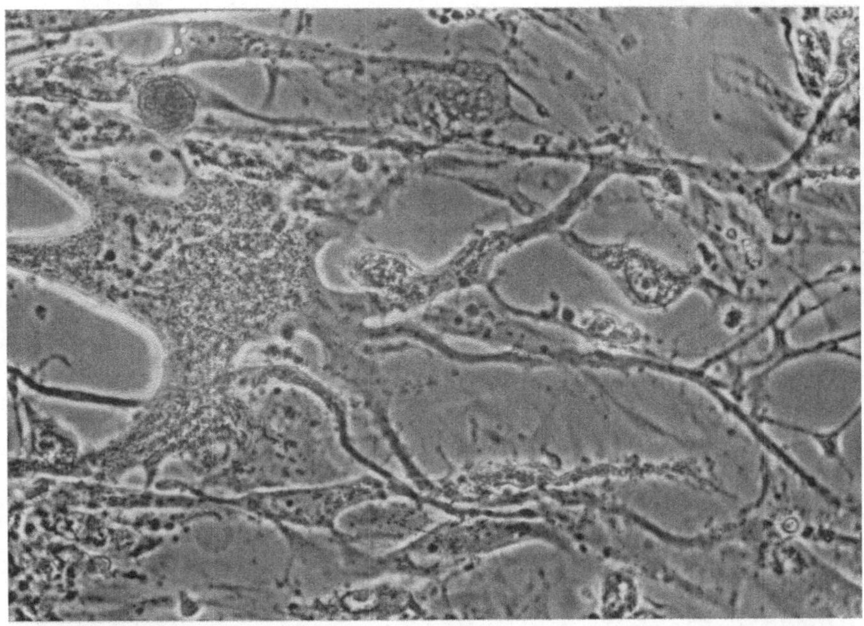

Abb. 49. Wie Abb. 48 (223)

Die gegenüber der — den Normalformen weit mehr entsprechenden — Astroglia der Astrozytome stark verminderten und verkürzten Fortsätze der astrocytären Elemente des Glioblastoms erlauben im allgemeinen keinen dichtfaserigen, reticulären Aufbau der Kultur. Der netzartige Zusammenhang ist meist nur locker und läßt die schöne Regelmäßigkeit der Strukturen vermissen. Lebendaufnahmen der Glioblastomkulturen zeigen das Zurücktreten der Zellfortsätze zugunsten der Ausbildung plumper und mißgestalteter Zelleiber besonders deutlich. Die aus dem Schnittpräparat bekannte Störung der Kernplasmarelationen drängt sich dem Betrachter der Abbildungen dieses Kapitels auf. Die stehenden Bilder der monströsen Riesenzellen in Abb. 48 und 49 vermitteln von der Aktivität dieser Zellen und der Beweglichkeit ihrer von undulierenden Membranen umflossenen Tentakeln in der Zeitrafferaufnahme nur einen völlig unzureichenden Eindruck.

Unsere Übersicht der polymorphen Glioblastome enthält 4 Fälle (172, 243, 349, 428), die sich im histologischen Schnittpräparat nur wenig, in ihrem kulturellen Verhalten jedoch deutlich von den vorhergehenden absetzen. Es handelt sich

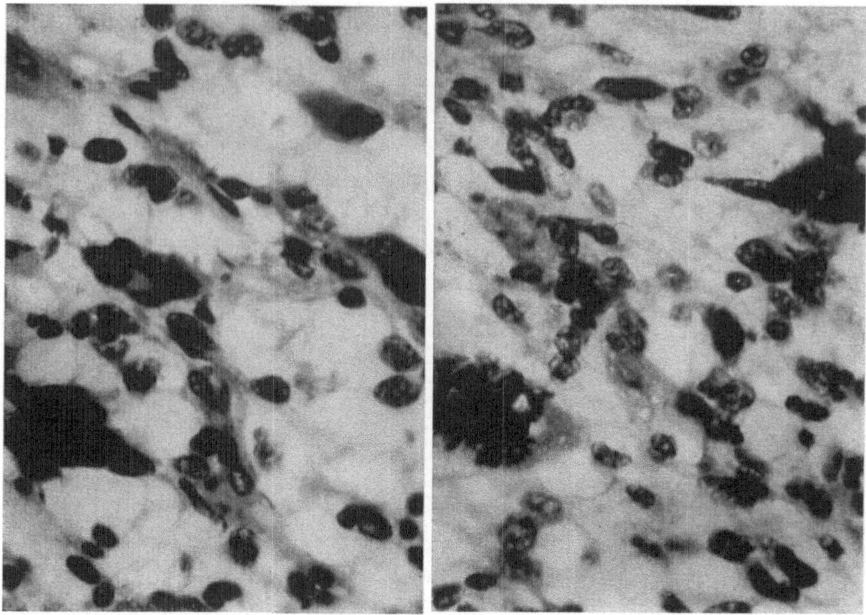

Abb. 50. Vielkernige Riesenzellen und multipolare Kernteilungsfigur im Schnittpräparat besonders zahlreiche,
vielkernige Riesenzellen enthaltender polymorpher Glioblastome (links 172, rechts 243). Nissl, 400 : 1

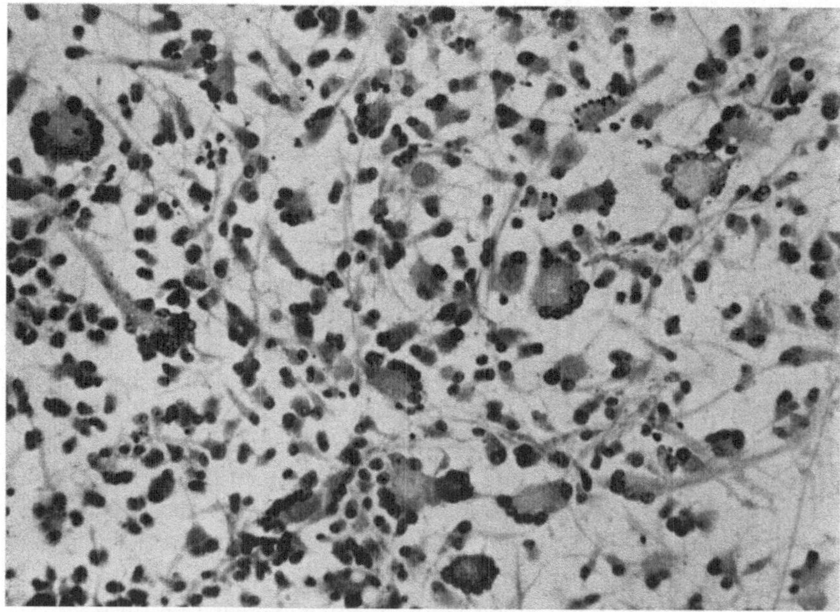

Abb. 51. 6 Tage alte Explantatkultur (172). Das polymorphe Bild der entstandenen Zellkolonie wird beherrscht
von großen rund-ovalen oder birnenförmigen Zellen mit zahlreichen randständigen, normal konfigurierten Kernen
und einem oder zwei Fortsätzen. Der kleinzellige und durch eine Unmenge feinster Zellausläufer miteinander verbundene Hauptanteil der Proliferationszone läßt verschiedenartigste Zellelemente erkennen. H.-E. 100 : 1

bei ihnen um exquisit *vielkernig-riesenzellige* Geschwülste und wir sind uns über ihre Abgrenzung gegenüber den *malignen Astrozytomen* nicht sicher. Immerhin weisen sie eine Reihe von Besonderheiten auf, die bei der geringen Zahl indessen nicht überschätzt werden dürfen. Ihre Einordnung an dieser Stelle kann daher nur als vorläufig betrachtet werden.

Das histologische Schnittpräparat dieser Geschwülste ist charakterisiert durch das Auftreten ungeordneter vielkerniger protoplasmaarmer, teils aber auch plasmareicher Riesenzellen, vorzugsweise in Gefäßnähe. Eine wesentliche Abgrenzung

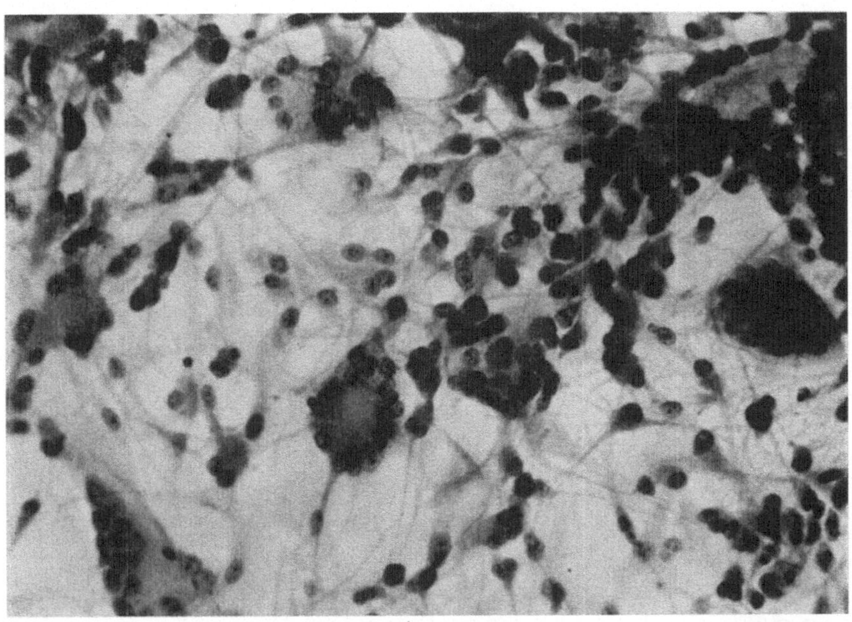

Abb. 52. Ausschnitt aus einer ähnlichen, 8 Tage alten Explantatkultur (243). H.-E. 160 : 1

gegenüber den riesenzellhaltigen polymorphen Glioblastomen scheint durch die geringe anaplastische Alteration der einzelnen Riesenzellkerne gegeben. Als Unterschied gegenüber den malignen Astrozytomen ist die starke Polymorphie der den Hauptteil der Geschwulst ausmachenden einkernigen Zellen hervorzuheben.

Die gleiche celluläre Zusammensetzung wird in der Kultur dieser Geschwülste erkannt. Die nur wenige Tage alte Proliferationszone läßt auf dem Hintergrund einer feinreticulären Kolonie polymorpher einkerniger Zellen, die teils dem Bild mißgestalteter Astroglia, teils piloiden oder bipolaren Elementen entsprechen, massenhaft protoplasmareiche runde oder ovaläre, mit einem oder zwei polständigen Fortsätzen versehene Riesenzellen erkennen, deren zahlreiche uniforme runde Kerne mittleren Chromatinreichtums in der Peripherie des Zelleibes kranzartig aufgereiht sind. Die Zahl der Kerne pro Einzelzelle nimmt mit längerdauernder Kultivation zu. An keiner Stelle erkennen wir einen Hinweis dafür, daß die Vielkernigkeit dieser Riesenzellen dem gleichen Entstehungsmechanismus folgt, wie wir es für die Riesenzellen der malignen Untergruppe der Astrozytome soeben beschrieben haben. Die Polymorphie des mononucleären Zellhintergrundes zusammen mit der unterschiedlichen Form und Genese der Riesenzellen differenzieren diese Geschwulst vorerst gegenüber dem malignen Astrozytom, die Vielkernigkeit der Riesenzellen bei minimaler nuclearer Anaplasie gegenüber der Hauptgruppe der polymorphen Glioblastome, deren Riesenzellen sich — vergleichbar den monstrocellulären Sarkomen — im allgemeinen durch besonders deutliche anaplastische Alterationen der überdimensionalen Zellkerne auszeichnen. Die im Schnittpräparat nur angedeutet enthaltenen Unterschiede gegenüber der Hauptgruppe der polymorphen Glioblastome treten bei der Kultivation der Geschwülste in geradezu karikaturähnlicher Übertreibung des Typischen besonders deutlich hervor.

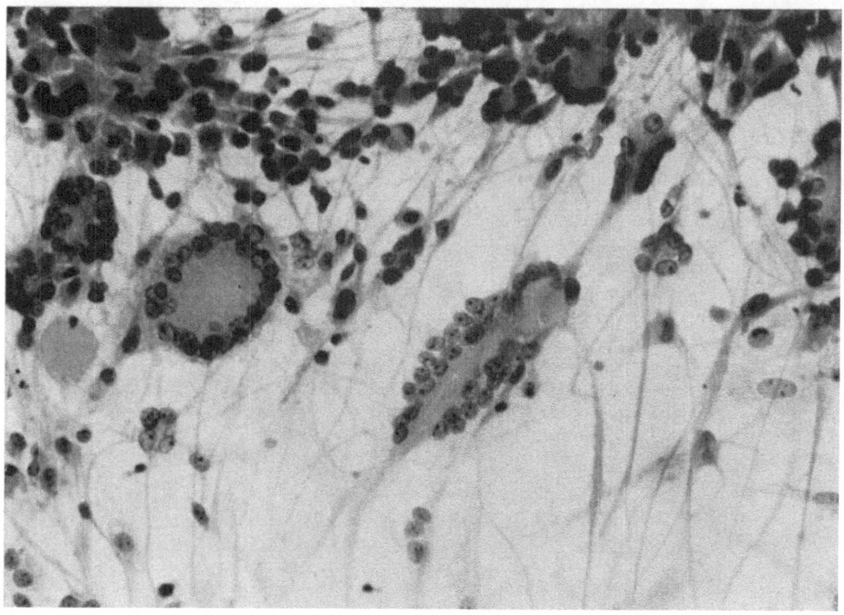

Abb. 53. Ausschnitt aus einer 3 Wochen alten Kultur des gleichen Falles. Mit zunehmender Kultivationsdauer nehmen Größe und Kernreichtum der Riesenzellen zu. H.-E. 160 : 1

c) Die globuliformen Glioblastome

Die dritte, in unserem Material mit 11 Fällen vertretene Untergruppe der Glioblastome wird durch die kleinzelligen, globuliformen Glioblastome dargestellt. Dem histologischen Schnittpräparat der Ausgangsgeschwülste entsprechend ist das Übersichtsbild der Gewebekulturen gekennzeichnet durch eine ungewöhnliche Uniformität der Zellformen. Gewebekulturen globuliformer Glioblastome, deren Proliferationsgeschwindigkeit hinter den übrigen Unterformen nicht zurückbleibt, stellen Reinkulturen kurzer Spindelzellen mit rundovalen, chromatinreichen Kernen dar, die ihr zunächst den Kernpolen kappenartig aufsitzendes Cytoplasma mehr und mehr an die Längsseite des Kernes verlagern und mit wenigen, kurzen Ausläufern der Kultur eine angedeutet reticuläre Übersichtsform verleihen. Im Zellbild ähneln nach mehreren Züchtungstagen die Kulturen globuliformer Glioblastome den Zellkolonien der Medulloblastome oder Oligodendrogliome, denen gegenüber jedoch der Zellreichtum der Kultur, das Fehlen von Astroglia und die mangelnde Tendenz zur Trabantzellbildung eine hinreichend sichere

Differenzierung gestatten. Die Bindegewebswucherung ist in Kulturen globuliformer Glioblastome gering. Riesenzellen kommen hingegen vereinzelt vor. Ihre Form

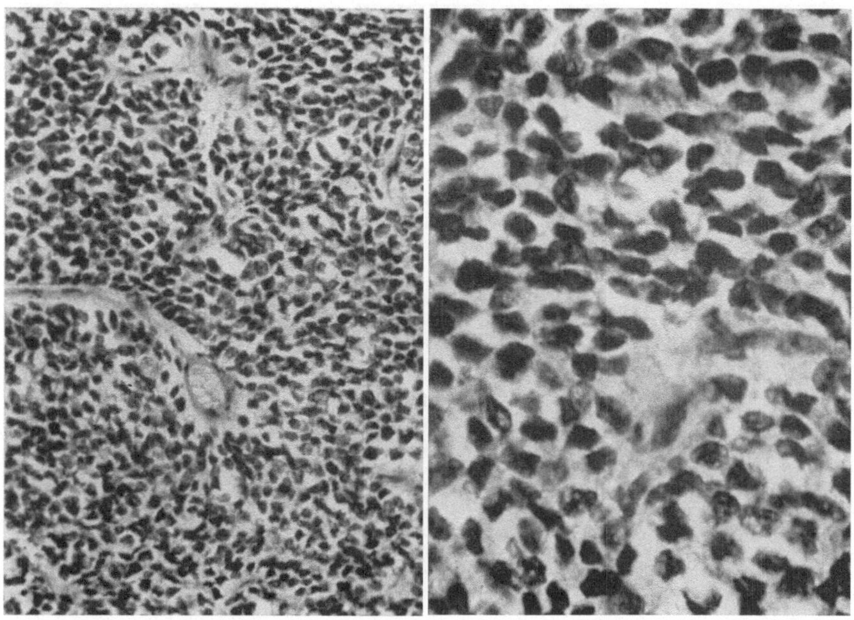

Abb. 54. Histologisches Schnittpräparat eines globuliformen (kleinzelligen) Glioblastoms (190). Außerordentliche
Zelldichte, weitgehende Uniformität der Kernform und -größe. Nissl, links 160 : 1, rechts 400 : 1

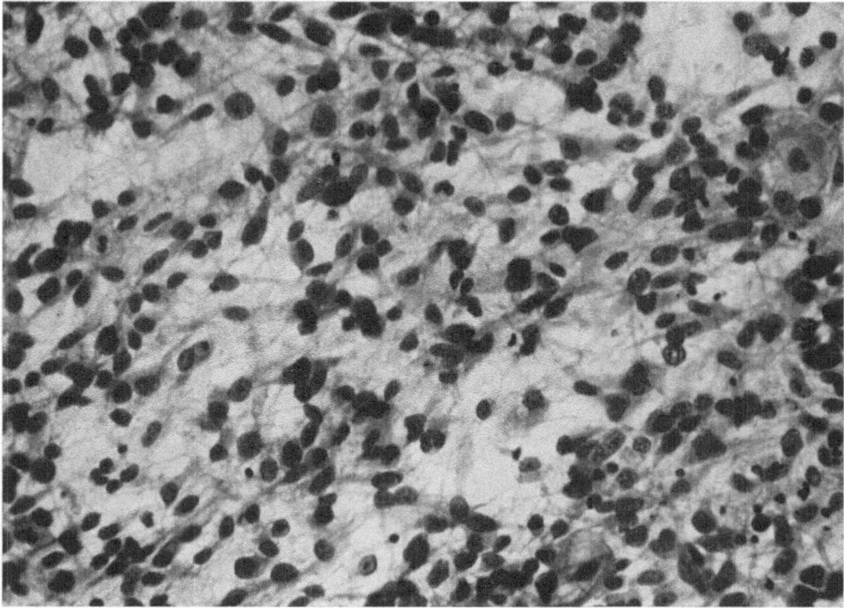

Abb. 55. 8 Tage alte Explantatkultur der gleichen Geschwulst. Das gleichförmige Bild des Schnittpräparats kehrt
in der Proliferationszone des Explantats wieder. Man erkennt fast ausschließlich runde bis rund-ovale, chromatin-
reiche Kerne mit einem kleinen, meist exzentrisch anliegenden Plasmaleib und wenigen Fortsätzen. H.-E. 160 : 1

imitiert im allgemeinen die Struktur der kleineren Geschwulstzellen. Vielkernige
Symplasmen sind auch bei längerer Kultivation recht selten. Das hängt offenbar

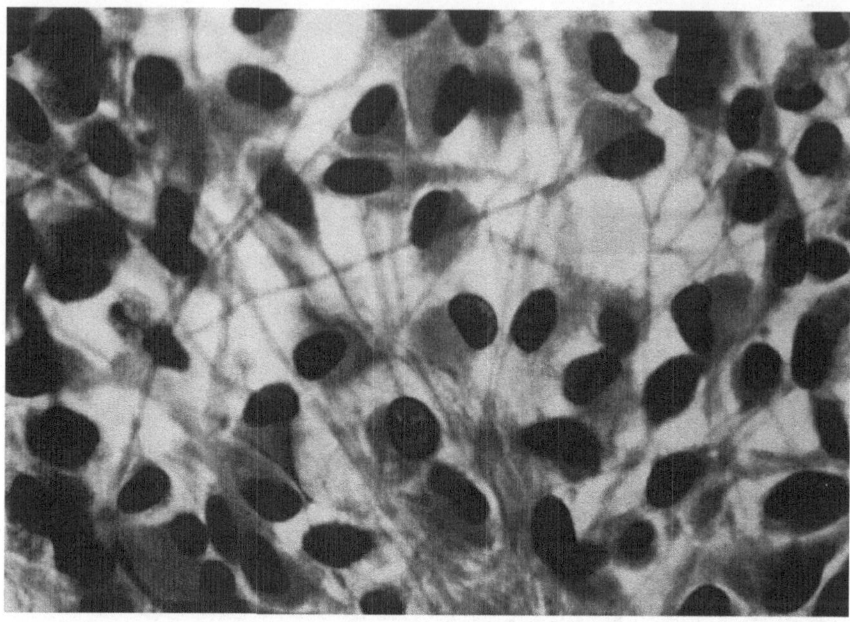

Abb. 56. Gleiche Kultur wie Abb. 55. Von der Oligodendrogliomkultur unterscheidet sich das Bild des globuliformen Glioblastoms durch seine größere Zelldichte, den etwas größeren und dunkleren Plasmaleib sowie die fehlende Tendenz zur Trabantzellbildung. H.-E. 400 : 1

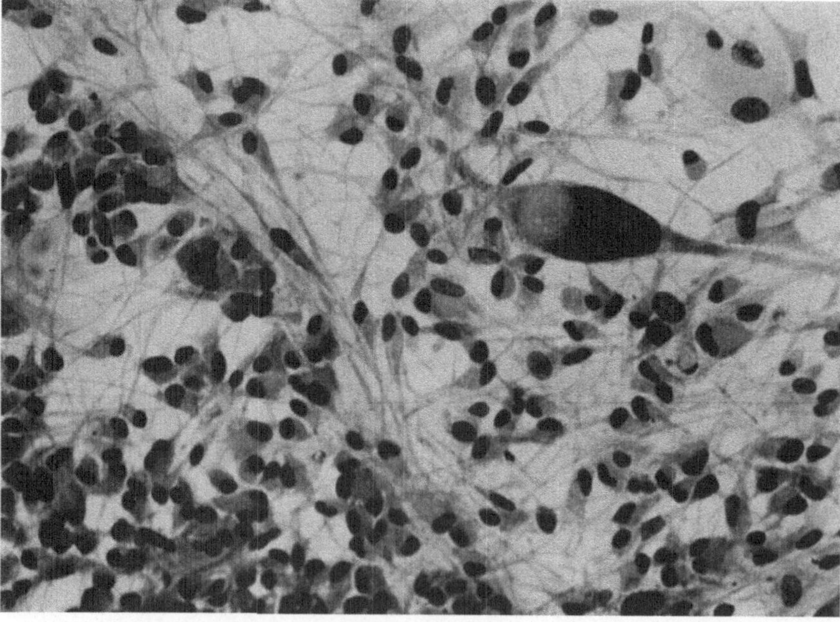

Abb. 57. Ausschnitt aus der 3 Wochen alten Kultur einer ähnlichen Geschwulst (258). Vereinzelt treten bereits in früheren Kultivationsphasen einkernige Riesenzellen auf; diese entsprechen nicht dem Bild der Altersdegeneration der Kultur. H.-E. 160 : 1

mit der Feinstruktur der Zellkolonie zusammen. Während epitheliale und auch aus
Spindelzellen bestehende Kulturen sehr leicht zur Formation vielkerniger Symplasmen tendieren — vielleicht weil die Länge der einander anliegenden Grenzflächen
ein Zusammensintern begünstigt —, finden sich derartige Altersveränderungen in
reticulären Gewebekulturen auffallend selten.

d) Die monstrocellulären adventitiellen Sarkome

Als vierte Untergruppe der Glioblastome findet sich an dieser Stelle paradoxer-
weise ein nichtgliöser Tumor: das monstrocelluläre adventitielle Sarkom. Wir
besprechen diese von ZÜLCH erst kürzlich aus der Gruppe der Glioblastome aus-
geklammerte Geschwulstart noch bei den Glioblastomen, weil die Meinung über
ihre Zuordnung noch geteilt ist und derartige Geschwülste gemeinhin auch von uns
als exquisit riesenzellige Glioblastome diagnostiziert wurden. Darüber hinaus lassen
einige Bemerkungen von COSTERO und POMERAT sowie LUMSDEN über die hochgradige Anaplasie des Kernapparates bei der bösartigsten Gruppe der Glioblastome in vitro vermuten, daß auch in ihrem Kulturmaterial monstrocelluläre
adventitielle Sarkome unter der Bezeichnung des Glioblastoms eingereiht sind.

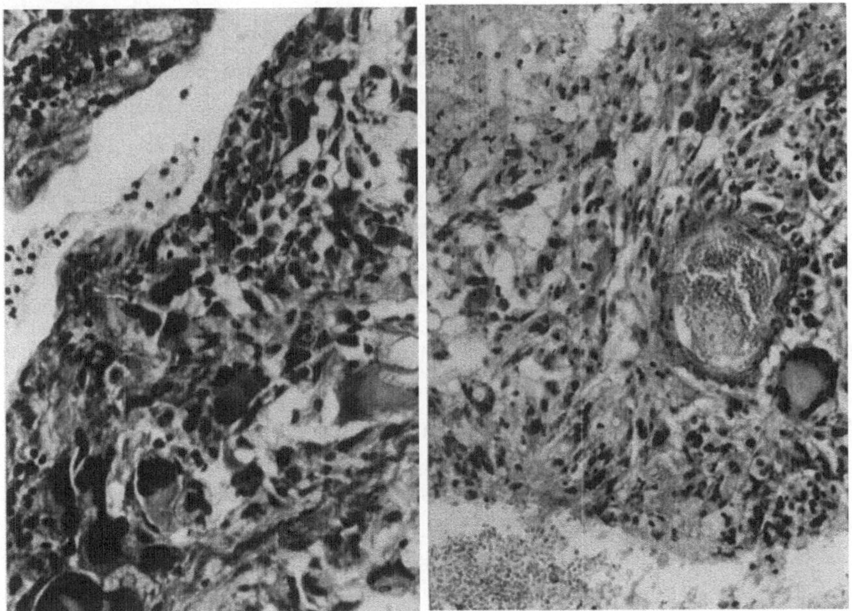

Abb. 58. Histologisches Schnittpräparat eines monstrocellulären adventitiellen Sarkoms (84). Die monströsen
Riesenzellen liegen unmittelbar in der Adventitia der Gefäße. In der rechten Bildhälfte Übergang zur zentralen
Nekrose der Geschwulst. H.-E. 160 : 1

Das histologische Schnittpräparat des monstrocellulären adventitiellen Sarkoms
zeichnet sich nach ZÜLCH durch das Nebeneinander spindelzelliger Partien und
monströser Riesenzellen in Gefäßnähe aus. Da ein derartiges Nebeneinander ebenfalls für die Mehrzahl der polymorphen Glioblastome als charakteristisch gilt, setzt
die Diagnose des monstrocellulären adventitiellen Sarkoms aus dem Zellbild des
Schnittpräparates eine subtile Kennerschaft voraus. Wegen dieser diagnostischen

Schwierigkeiten und der bekannten Tatsache der mitunter erheblichen mesenchymalen Proliferation in Glioblastomen wird eine Trennung der beiden Gruppen von nicht wenigen Autoren abgelehnt oder gar nicht erst erwogen. Dementsprechend waren auch die ersten der 6 monstrocellulären adventitiellen Sarkome unseres Untersuchungsgutes bei der histologischen Diagnostik des Ausgangsmaterials zunächst als polymorphe Glioblastome eingestuft worden, bis uns das abweichende Gewebsbild der Kultur den deutlichen Unterschied dieser Geschwülste gegenüber den polymorphen gliösen Blastomen vor Augen führte.

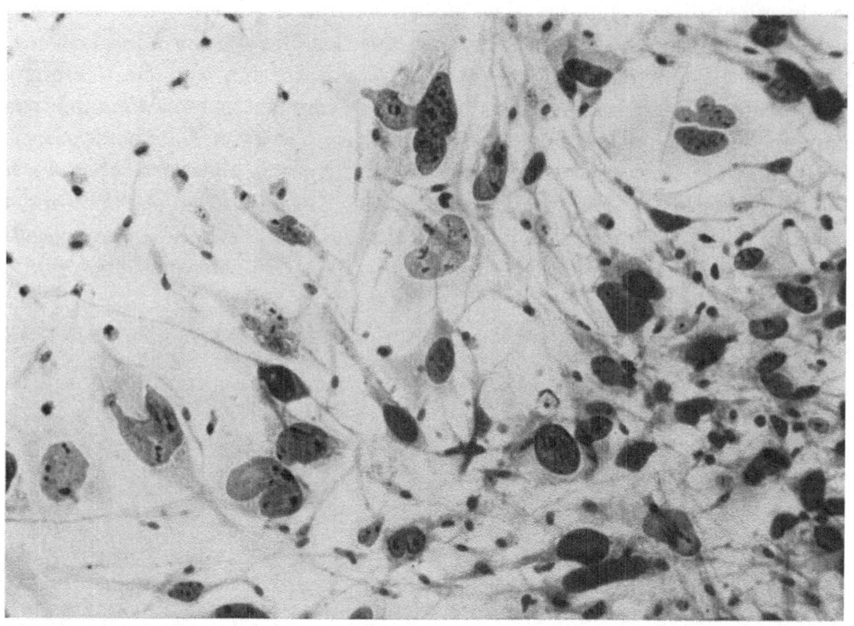

Abb. 59. Explantatkultur des gleichen Falles. Zahlreiche, mit bizarr geformten Kernen versehene, breitflächige Riesenzellen, Makrophagen und Fibroblasten. H.-E. 160 : 1

Abb. 58 zeigt typische Ausschnitte aus dem Schnittpräparat des Falles 84. Monströse Riesenzellen mit hochgradig anaplastischem Kern und Cytoplasma in unmittelbarer Gefäßnähe. Stellenweise scheint die Adventitia des weitlumigen Gefäßes selbst riesenzellig umgewandelt.

Die Gewebekultur dieses und der übrigen Fälle wird beherrscht durch das Auftreten der anaplastisch ins Groteske und Überdimensionale gesteigerten undifferenzierten perivasculären Mesenchymzelle MAXIMOVs, die in Normalgewebekulturen neben Makrophagen und Fibroblasten den dritten mesenchymalen Zelltyp darstellt, der sich als ein nur wenig spezialisiertes, breitflächig wachsendes Element offenbar von der Adventitia der Gefäße ableitet. Bereits frühzeitig nach Beginn der Proliferation erkennen wir in Abb. 59 neben einer ausgedehnten Migration von Makrophagen und Proliferation von Fibroblasten das Auswachsen größerer, zunächst als Riesenfibroblasten imponierender Zellen, die nach kurzer Zeit in der Umgebung des Explantates einen Rasen breitflächiger, im gefärbten Präparat nur unscharf begrenzter Zelleiber mit unregelmäßig verstreuten, riesigen, chromatinreichen Kernen bilden. In der folgenden Abb. 60 tritt bei stärkerer Vergrößerung der unförmige, kleinere Zellen umfließende und offenbar phagocytierende Zelleib deutlicher hervor. Die Kernanaplasien haben abstruse Formen produziert mit bizarren Chromatinanhäufungen. Die Proliferationsgeschwindigkeit der Kultur ist sehr groß, entsprechend stark sind auch degenerative Alterationen und Zelluntergänge, die jedoch schnell durch nachwuchernde Zellen ersetzt werden. Das offensichtliche Mißverhältnis zwischen Kernoberfläche und Zellgröße läßt in diesen Kulturen besonders häufig Ausschleusungen der vergrößerten und mißgestalteten Nucleolen oder von amorpher Nucleolarsubstanz entstehen.

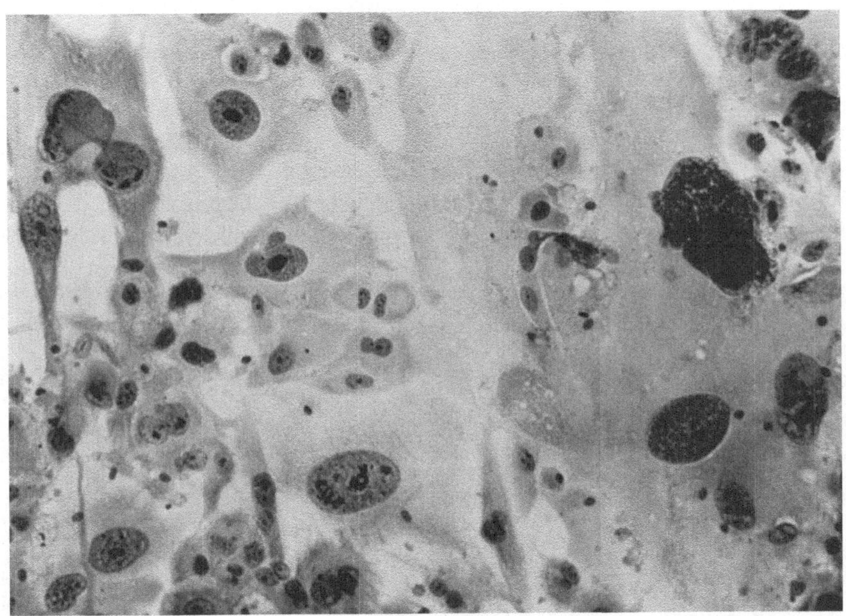

Abb. 60. Gleicher Fall wie Abb. 59. Die monströsen Kernformen innerhalb der breitflächigen Zelleiber, in denen kleinere Zellen phagocytiert erscheinen, kommen hier besonders deutlich zur Darstellung. H.-E. 160 : 1

6. Die Paragliome (Ependymome und Plexuspapillome)
(Abb. 61—64)

An Paragliomen haben wir in der Berichtszeit 16 Ependymome und 4 Plexuspapillome kultivieren können. Ein positives Ergebnis erhielten wir in 15 resp. 3 Fällen. Ein Pinealom stand nicht zur Verfügung. Während über die erfolgreiche Kultivation von Plexuspapillomen im Schrifttum nicht berichtet wurde, liegen für Ependymome Einzelbeobachtungen von PINKUS (1937) sowie COSTERO und POMERAT (1955) vor.

a) Ependymome

95 (N 59/58, E. G., 38 j. Frau. Ependymom des IV. Ventrikels).
112 (N 85/58, A. K., 8 j. Mädchen. Ependymom des IV. Ventrikels).
162 (N 179/58, E. L., 11 j. Junge. Ependymom des IV. Ventrikels).
219 (N 10/59, L. E., 30 j. Mann. Ependymom des Seitenventrikels).
276 (N 94/59, A. K., 32 j. Frau. Intramedullärer Brustmarktumor. Histol.: Ependymom).
289 (N 112/59, H. S., 20 j. Mann. Intramedullärer Halsmarktumor. Histol.: Ependymom).
350 (N 248/59, J. H., 58 j. Mann. Ependymom der Cauda).

351 (N 247/59, E. K., 44j. Frau. Intramedullärer Brustmarktumor. Histol.: Ependymom).
355 (N 253/59, M. K., 6j. Junge. Ependymom des IV. Ventrikels).
366 (N 280/59, T. K., 27j. Frau. Ependymom der Cauda).
371 (N 291/59, K. K., 24j. Mann. Intramedullärer Brustmarktumor. Histol.: Ependymom).
372 (N 289/59, H. K., 34j. Mann. Extramedulläres Ependymom im Cervicalbereich nach
  operativer Entfernung eines Caudaependymoms vor 4 und 2 Jahren).
376 (N 297/59, K. W., 19j. Mann. Ependymom der Cauda). ‾
380 (N 4/60, D. S., 17j. Mann. Intramedullärer Lumbalmarktumor. Histol.: Ependymom).
487 (N 177/60, H. T., 13j. Junge. Ependymom des Seitenventrikels).

b) Plexuspapillome

60 (N 9/58, H. B., 30j. Mann. Rezidiv eines Plexuspapilloms des Seitenventrikels).
81 (N 33/58, A. S., 11j. Junge. Plexuspapillom des IV. Ventrikels).
488 (N 180/60, P. F., 2j. Junge. Großer, links temporaler Tumor mit Cyste. Histol.:
Plexuspapillom).

Das in vitro-Verhalten dieser beiden Tumorarten, bei denen in einzelnen Explantaten die Proliferation des Gefäßbindegewebes im Gegensatz zu den vorhergehenden Geschwülsten das Wachstum der eigentlichen Blastomzellen nicht selten

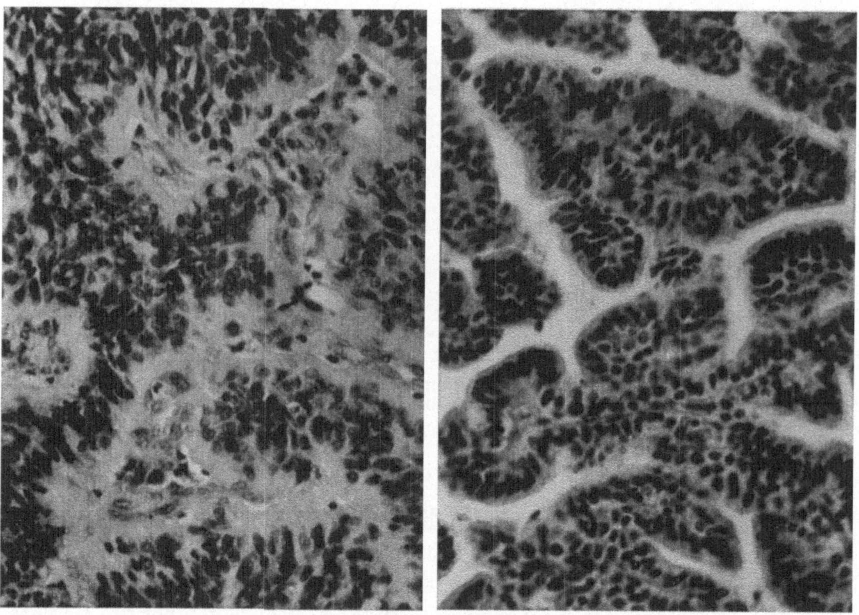

Abb. 61. Histologisches Schnittpräparat eines Ependymoms des IV. Ventrikels (162) links, Plexuspapillom (180) rechts. H.-E. 160 : 1

übertrifft, ist in der Übersicht ähnlich. In allen Ependymomkulturen, in denen wie in Abb. 62 und 63 eine ausreichende Proliferation der Geschwulstexplantate innerhalb der ersten Kultivationstage erreicht wird, erkennt man übereinstimmend epitheliale Formationen, deren Zellen — den neuroepithelialen Elementen der normalen Hirngewebekultur in etwa vergleichbar — eine deutliche Tendenz zur Anordnung in rosettenähnlichen Strukturen aufweisen. Mit zunehmender Kultivationsdauer und peripherem Fortschreiten der Proliferation verlieren die Tumorzellen im Laufe der Zeit ihre epitheliale Form, um mehr und mehr in multipolare

Formen überzugehen, die jedoch nur höchst selten einen einzelnen länglichen Fortsatz nach Art der normalen Ependymzelle erkennen lassen. Bewimperte Ependym-
zellen, deren Cilienbewegung in vitro nach MURRAY gut zu verfolgen sein soll,

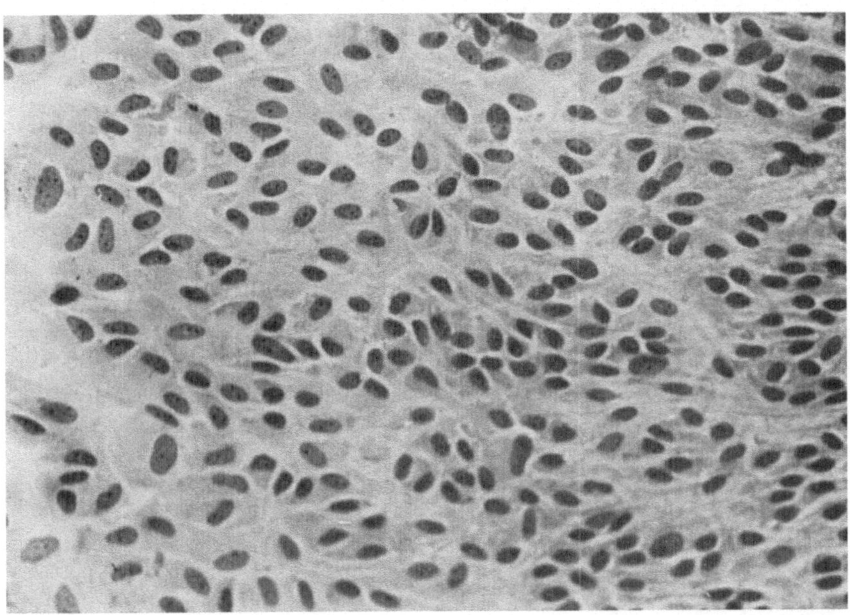

Abb. 62. Ausschnitt aus der Proliferationszone einer 14 Tage alten Ependymomkultur (162). Dicht gelagerte
epitheliale Zellen, die sich vorzugsweise zu rosettenartigen Gruppen formieren. H.-E. 160:1

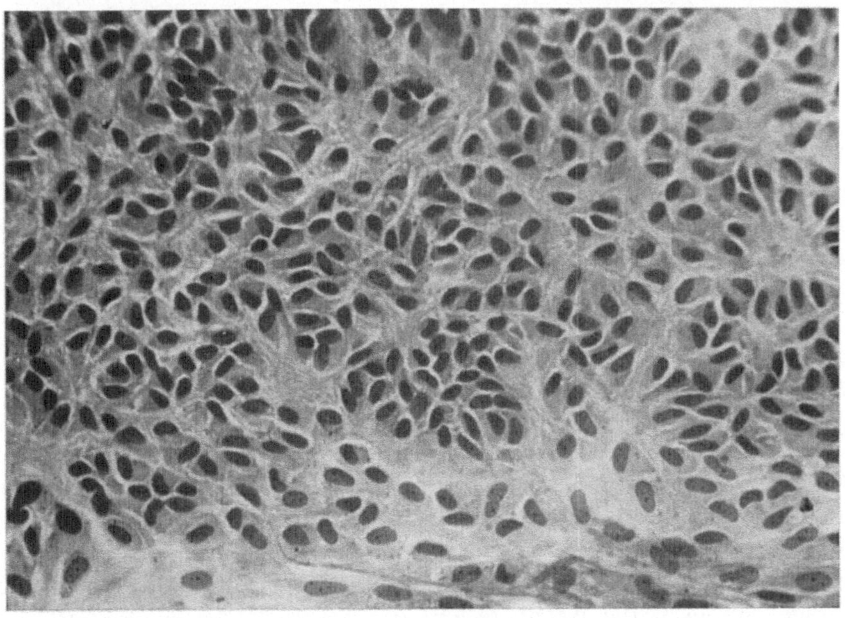

Abb. 63. Wie Abb. 62. Fast geschlossene Rosette am rechten Bildrand. H.-E. 160:1

Kersting, Hirngeschwülste   5

haben wir in unseren Ependymomkulturen nicht beobachtet. Völlig isolierte Einzelzellen in der äußersten Peripherie einer Kultur, wie sie von DEREYMAEKER u. Mitarb. abgebildet wurden, sind für eine Analyse der Übergangsformen ungeeignet, da für sie die Herkunft nur ungenau bestimmbar ist. Die von COSTERO und POMERAT abgebildeten isolierten Strahlenkronen ohne kontinuierlichen Zusammenhang mit dem Explantat bei sonst nur geringer Proliferation von Spindelzellen und Makrophagenauswanderung, entsprechen zu sehr dem Bild bei der Explantation

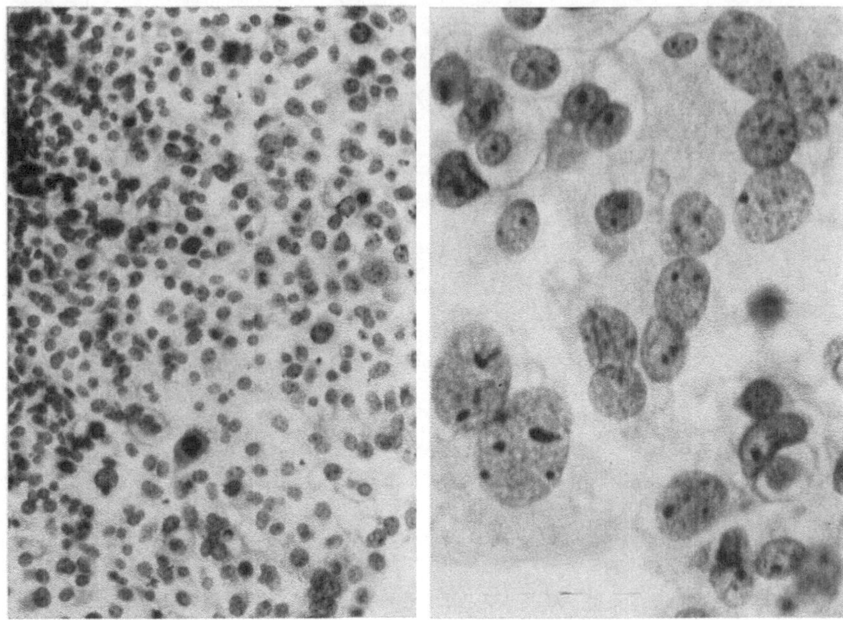

Abb. 64. Kultur eines Plexuspapilloms (180). Dicht geschlossener Rasen epithelialer Zellen ohne erkennbare Strukturierung. Starke Polymorphie der Zellkerne. H.-E. links 80:1, rechts 320:1

abgesprengter Geschwulstpartikel, als daß sie mit Sicherheit als in vitro neu formiert angesehen werden können. Wir selbst haben — ebenso wie MURRAY und andere Autoren — derartige Formationen bisher trotz ausgedehntester Proliferation und langem stationären Überleben der Geschwulstzellen bisher nicht beobachtet.

Strenggenommen gilt diese Beschreibung der Ependymomkultur nicht für alle der in der Liste aufgeführten Fälle. Während die Ependymome der Ventrikel und der Cauda bis ins kleinste übereinstimmend in jeder einzelnen Explantatkultur das von uns als typisch vorgestellte Bild darbieten, zeigen 3 der 5 intramedullären, im histologischen Bild des Schnittpräparates nicht von den Ependymomen zu unterscheidenden Geschwülste ein deutlich abweichendes Verhalten, das an die Wachstumseigentümlichkeiten der Spongioblastome des Kleinhirns erinnert. Diese Beobachtung könnte von Bedeutung sein, einmal für die von ZÜLCH u.a. postulierte Ableitung der Spongioblastome von den Elementen der subependymären Glia, zum andern aber auch hinsichtlich der aus den Überlegungen STOCHDORPHs sich ergebenden Frage, inwieweit die Nachbarschaft des Zentralkanals geeignet ist, intramedullären Geschwülsten gewisse, auf die Mittellinienregion begrenzte Regionalstrukturen aufzuzwingen. Wir werden dieses Problem noch ausführlicher zu diskutieren haben.

Im Gegensatz zu den Ependymomen lassen die Plexuspapillomkulturen bei stärkerer Vergrößerung die celluläre Homogenität vermissen. Man erkennt eine hochgradige Kernpolymorphie, nicht selten mehrere Kerne in einer Zelle, sowie das Fehlen aller charakteristischen Strukturelemente des Zellverbandes, der der Kultur epithelialer Metastasen nicht unähnlich ist (vgl. Abb. 93).

7. Neurinome
(Abb. 65—69)

Über die Gewebszüchtung dieser letzten Gruppe der neuroektodermalen Geschwülste, der *Neurinome, Neurilemmome* oder *Schwannome*, liegen — abgesehen von den Meningeomen — bisher die größten Erfahrungen vor. Außer einigen Einzelbeobachtungen von Kredel, Cox und Cranage, Chlopin, Juba, Lumsden, stammt die Mehrzahl der über die Kultivation von Neurinomen veröffentlichten Arbeiten von Margaret Murray und ihrem Mitarbeiterkreis. Zur Klärung der Frage, ob die geschwulstbildenden Spindelzellen des Neurinoms als Abkömmlinge der Schwannschen Zellen oder als blastomatös umgewandelte Bindegewebszellen des Endo- und Perineuriums anzusehen sind, kultivierten Murray u. Mitarb. periphere Nervenstückchen junger Ratten, aus denen sie ebenso wie Chlopin die Proliferation von typischen Fibroblasten des Zwischengewebes und zarten spindeligen, offenbar von den Schwannschen Zellen abstammenden Elementen beobachteten. Die gleichen Spindelzellen neben einer Minderheit von Fibroblasten fanden sie bei der Kultivation von Neurinomen des N. acusticus und der spinalen Nervenwurzeln, wodurch trotz aller gebotenen Zurückhaltung bei der Analogisierung bloßer Zellformen in vitro die Auffassung von der Entstehung des Neurinoms durch die Wucherung Schwannscher Zellen als gesichert gelten kann.

Wir selber haben 1958 über die erfolgreiche Kultivation von 16 Neurinomen berichtet. Gegenstand der Untersuchung war ein Vergleich der bei Partikelexplantation und Aussaat trypsinierter Zellsuspensionen resultierenden Neurinomkulturen. Abgesehen von einer größeren Proliferationsgeschwindigkeit — das Wachstum der Kultur begann meist bereits nach 2- bis 3 stündiger Inkubation — entsprach das Bild unserer Explantatkulturen in allen Punkten den Beschreibungen Murrays und der vorerwähnten Autoren. Die einzelnen Formen der länglichspindeligen Zellen mit schlanken Zellkernen, geringem Cytoplasmasaum und ausgestreckten Fortsätzen, der rundlichen vacuolisierten Gitterzellen mit exzentrischem Kern und großer Beweglichkeit sowie der plasmareichen großen Fibroblasten mit bläschenförmigem Kern ließen sich deutlich voneinander unterscheiden.

Demgegenüber besteht die Neurinomkultur nach der Aussaat einer trypsinierten Zellsuspension des Ausgangsgewebes zunächst aus einer amorphen Ansammlung rundlicher, fein vacuolisierter Zellen mit exzentrischen Kernen, die von normalen Gitter-Fettkörnchenzellen oder Makrophagen nicht zu unterscheiden sind. Diese Rundzellen machen in der Folge einen eigenartigen Formwechsel zu langen, spindeligen, an die Schwannschen Zellen der Explantatkultur erinnernden Zellen durch, an dem auch die vorher runden, chromatinreichen Zellkerne teilnehmen, die anschließend stäbchenförmig wie im Schnittpräparat des Neurinoms erscheinen. Die nunmehr spindeligen Zellelemente ordnen sich mit zunehmender Kultivation zu langen Zügen und Bändern, die gelegentlich — vermutlich als Folge stattgefundener Zellteilungen — in charakteristischen Doppelreihen verlaufen. Fibroblasten treten in der Kultur trypsinbehandelter Neurinome nicht mehr auf.

Die Kugelform *suspendierter* Zellen und ihre artspezifische Formumwandlung nach dem Haften auf der Glasunterfläche des Kolbens oder Röhrchens ist allen Kulturen epithelialer, mesenchymaler und gliöser Gewebe gemeinsam und keineswegs eine Besonderheit der Neurinomkultur. In keinem Falle jedoch bieten die initialen Rundzellen dieser Kulturen das bei Neurinomen so deutlich hervortretende Bild der vacuolisierten Gitterzellen mit exzentrischem Kern. Wie bei den Meningeomen noch zu demonstrieren, behalten bei der Trypsination anderer Geschwülste

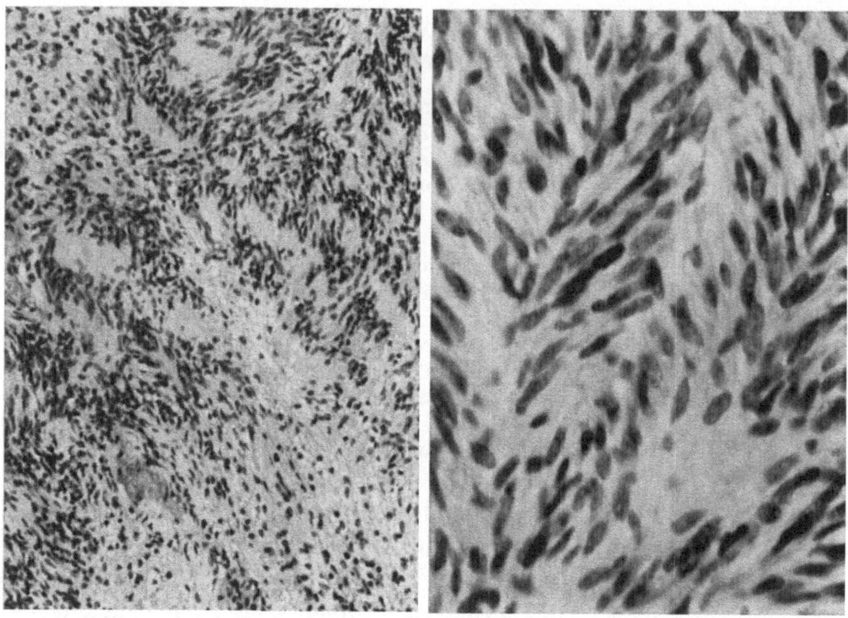

Abb. 65. Typisches Schnittpräparat eines Acusticusneurinoms. Spindelzellen mit langgestreckten Kernen in Pallisadenstellung. H.-E. links 120 : 1, rechts 400 : 1

die Kerne trotz vorübergehender Abrundung des Cytoplasmas stets ihre artspezifische Form und Lagerung. Zwei Eigenarten des Neurinoms und des in vitro kultivierten peripheren Nerven verleihen diesem bei der Aussaat von Neurinomzellsuspensionen erhobenen und zunächst nur schwer deutbaren Befund ein besonderes Gewicht, weil sie darauf hinweisen, daß zwischen der Schwannschen Zelle einerseits und der Gitterzelle resp. dem charakteristischen Makrophagen der Gewebekultur enge Beziehungen bestehen:

1. Das Schnittpräparat des typischen Acusticusneuroms läßt normalerweise neben den in langen Zügen und Pseudopallisaden angeordneten Spindelzellen Areale erkennen, die aus Geschwulstzellen bestehen, die das charakteristische Bild der Gitterzelle darbieten und vermutlich nicht zu Unrecht als eine regressive Umwandlung der spindeligen Schwannschen Zelle angesehen werden.

2. Durch Untersuchungen von PAUL WEISS und WANG aus dem Jahre 1945 ist gesichert, daß die bei der Explantation peripherer Nervenstückchen neben Fibroblasten und Spindelzellen aus den Schnittstellen des Nerven migrierenden Makrophagen — die teils als Gitterzellen, teils als mikrogliaähnliche, mit enormer Beweglichkeit ausgestattete Stäbchenzellen in der Kultur regelrecht umherwandern —

sich nicht von den mesenchymalen Gewebsbestandteilen ableiten, sondern den neuroektodermalen Anteilen — den Schwannschen Zellen — entstammen.

Unsere Untersuchungen bestätigen die Erhaltung des proteusartigen Charakters der Schwannschen Zellen — ihre hohe Formwandelbarkeit (Modulationsfähigkeit nach WEISS) — auch in ihren blastomatösen Abkömmlingen, womit u. U. ein Zugang zur Erklärung ihrer biologischen Gutartigkeit gegeben ist. Besonders interessant ist in diesem Zusammenhang die Frage, ob die oben beschriebenen

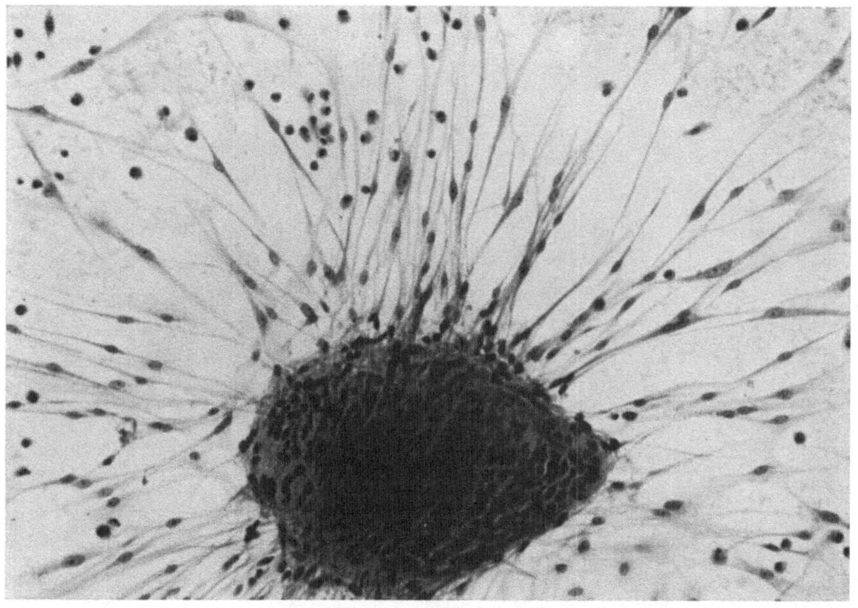

Abb. 66. 3 Tage alte Explantatkultur des gleichen Falles. Neben vereinzelten Fibroblasten und Makrophagen wird die lockere radiäre Proliferationszone im wesentlichen von langgestreckten Spindelzellen gebildet. H.-E. 100 : 1

regressiven Alterationen der Neurinomzellen reversibel sind. Da in situ jedoch kaum damit zu rechnen ist, daß die zur degenerativen Zellabrundung und Verfettung führenden, gestörten Stoffwechselverhältnisse spontan eine Verbesserung erfahren, ist ihre Beantwortung vermutlich ohne praktische Konsequenzen.

Wir haben diese Frage an den in der Berichtszeit erfolgreich kultivierten 30 Neurinomen (18, 36, 58, 82, 99, 113, 161, 215, 235, 254, 262, 267, 292, 302, 304, 324, 328, 335, 347, 361, 367, 390, 442, 447, 453, 466, 468, 477, 492, 506) mit Hilfe der Explantatmethode — die Trypsination ist verständlicherweise zu diesem Zweck unbrauchbar — eingehend untersucht und können sie in positivem Sinn beantworten. Angesichts der ausgedehnten degenerativen Alterationen der meisten operierten Acusticusneurinome, der geringen Einzelgröße und der Vielzahl der von den Geschwülsten angelegten Kulturen hätte man andernfalls zu erwarten, daß in einem Teil der Explantate eine typische Spindelzellproliferation überhaupt nicht oder nur verzögert in Gang kommt. Derartige Unterschiede konnten wir jedoch in keinem Fall beobachten. Die Proliferationsstärke der Einzelkulturen ist für jedes Explantat gleich. Die Möglichkeit, daß dieses übereinstimmende Bild nur dadurch vorgetäuscht wird, daß bei der Zerkleinerung des Gewebes die regressiv veränderten Teile bereits in Suspension gehen und nur die unveränderten, aktiven für die Explantation übrig bleiben, können wir sicher ausschließen. Im Gegensatz zu den

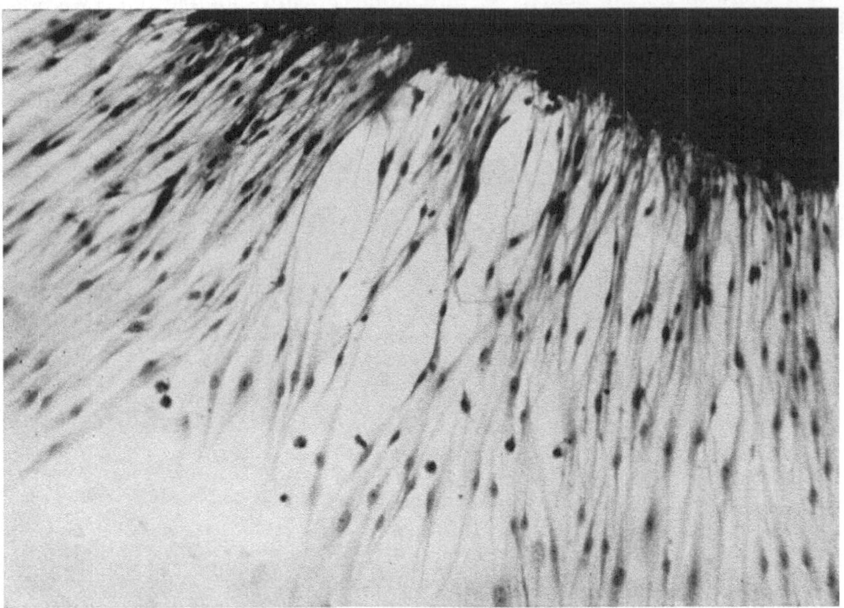

Abb. 67. Wie Abb. 66. 8 Tage alte Explantatkultur

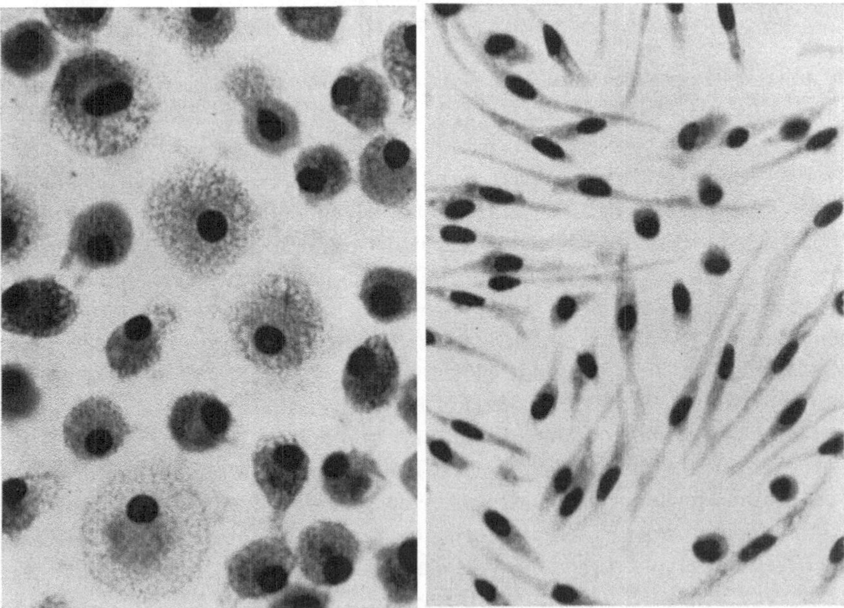

Abb. 68. Links Gitterzellen in einer Neurinomkultur, rechts zunehmende Umwandlung der Gitterzellen in mikrogliaähnliche Makrophagen. H.-E. 400:1

nekrotischen Partien der Großhirnglioblastome, die nach Zerschneiden des Geschwulstgewebes den Nährflüssigkeitsüberstand des Schneideröhrchens stark trüben, bleibt wegen des auch in den reticulären Partien der Neurinome erhaltenen Gewebszusammenhanges der Überstand nach dem Zerschneiden meist so klar, daß sich vor der Explantation ein Auswaschen des zerkleinerten Gewebsmaterials erübrigt.

Für die in der Proliferationszone der Neurinom*explantat*kultur auftauchenden, rundlichen Makrophagen haben wir eine Umwandlung in langgestreckte Spindelzellen bisher nicht sicher nachweisen können. Bei einem gleichzeitigen Auswachsen von Spindelzellen und Makrophagen ließe sich ein derartiger Übergang nur durch eine langfristige, mit großem materiellen Aufwand verbundene Lebendbeobachtung in Zeitrafferaufzeichnung sichern, die immer nur einen kleinen Ausschnitt der Kultur überblickt. Wir erkennen in der Explantatkultur lediglich eine zunehmende Umwandlung der Gitterzellen in mikrogliaähnliche stäbchen- und kommaförmige Zellen, mit amöboider Beweglichkeit der undulierenden Plasmafortsätze. Für die noch gelegentlich vertretene Auffassung, daß den Neuriten des Hirnnerven bei der Entstehung der Neurinome eine unmittelbar proliferative Bedeutung zukommt, findet sich in den bisher vorliegenden Gewebekulturuntersuchungen kein Anhalt.

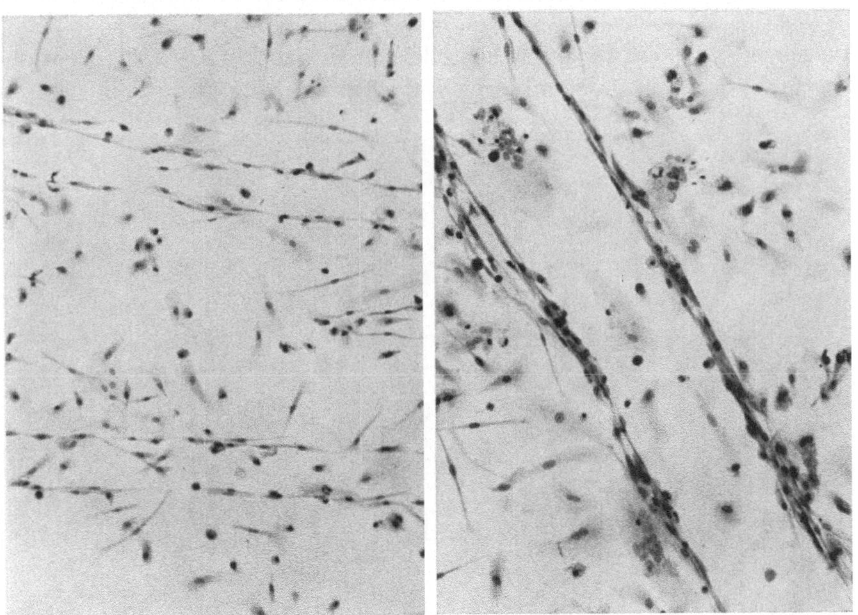

Abb. 69. Zunehmende Anordnung der Spindelzellen in Doppelbändern. H.-E. links 80 : 1, rechts 160 : 1

8. Meningeome
(Abb. 70—82)

Über in Einzelfällen erfolgreiche Kultivationen haben bereits frühzeitig KREDEL, BUCKLEY, WOLF und HONEYMAN, BENEDEK und JUBA und später COX und CRANAGE, RUSSELL und BLAND, MURRAY, MALECI sowie DEREYMAEKER u. Mitarb. berichtet. Ausführlichere Studien über die in vitro-Kultivation einer größeren Anzahl von Meningeomen sind in letzter Zeit von COSTERO, POMERAT u. Mitarb. (1955, 20 Fälle), KERSTING und LENNARTZ (1957, 20 Fälle) sowie MORLEY (1958, 19 Fälle) und LUMSDEN (1959, 7 Fälle) vorgelegt worden. Die Beschreibungen der älteren Autoren beschränken sich im allgemeinen auf die Feststellung, daß die aus Meningeomgewebsexplantaten proliferierenden Zellen mesenchymalen Elementen sehr ähnlich sind, wie insbesondere RUSSELL und BLAND durch vergleichende Untersuchungen von Gewebekulturen aus Meningeomen, harter und weicher Hirnhaut sowie embryonalem Mesenchym belegen konnten. Die proliferierenden Meningeomzellen zeigten in ihren Kulturen die von zahlreichen pathologischen Alterationen der weichen Häute bekannte Vielgestaltigkeit und das flächenhafte Wachstum der arachnoidealen Zellen, die damit der undifferenzierten multipotenten Mesenchymzelle nahekommen sollen.

Auch die an einer größeren Anzahl von Fällen durchgeführten Untersuchungen von MORLEY beschränken sich im wesentlichen auf eine Beschreibung und Abbildung der einzelnen in Meningeomkulturen angetroffenen Zellformen, wobei die drei unterschiedlichen Elemente als Typ I, II und III bezeichnet werden, da sie den im Schnittpräparat der Geschwülste vorhandenen Zellen durchaus unähnlich sind. Das ist nicht verwunderlich, da bei der von MORLEY gewählten Technik eine eindeutige Zellproliferation der angelegten Explantatkulturen erst nach einwöchiger Inkubation in Gang kam, zu einem Zeitpunkt also, zu dem in den Untersuchungen von COSTERO u. Mitarb. sowie unseren eigenen Beobachtungen der Höhepunkt des Kulturwachstums bereits überschritten ist und in den trypsinierten Kulturen infolge der vollkommenen Bedeckung des Gefäßbodens die Proliferation schon wieder zurückgeht. Längere Zeiten zwischen Explantation und beginnender Proliferation sind entweder ein Zeichen schwerer Schädigung des Ausgangsgewebes oder eines unzureichenden Kultivationsmilieus. Da derartige Kulturen im allgemeinen zu einer überwiegenden Proliferation anspruchsloser Fibroblasten neigen, die die Verhältnisse des echten Zellspektrums verwischen, sind die Ergebnisse MORLEYs leider nicht eindeutig verwertbar.

Ausgehend von der an anderer Stelle von uns diskutierten Konzeption der *Nomicoplasie*, d. h. der gesetzmäßigen Entdifferenzierung, die alle in vitro kulti-

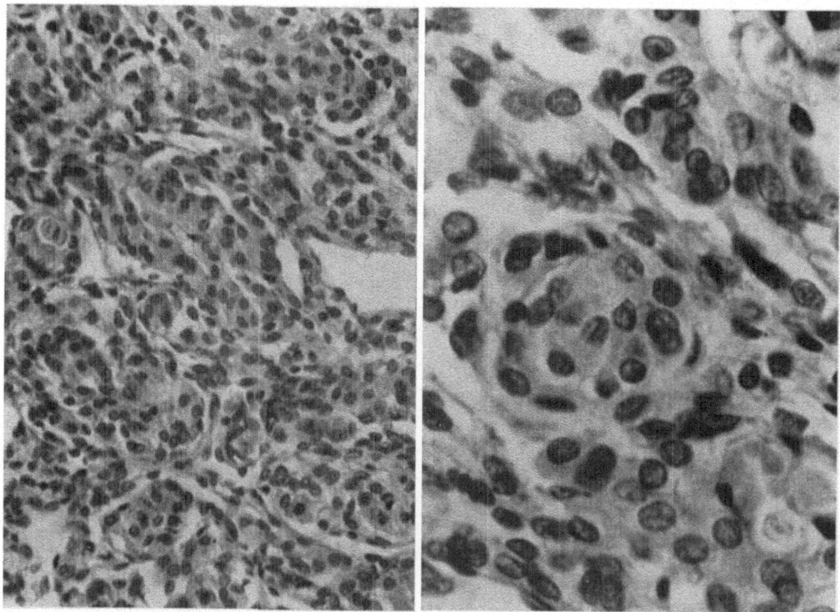

Abb. 70. Schnittpräparat eines zellreichen endothelioplastischen Meningeoms der Großhirnkonvexität. Zahlreiche dichte Zwiebelschalenbildungen ohne stärkeres bindegewebiges Interstitium. H.-E. links 160 : 1, rechts 400 : 1

vierten Zellen erleiden sollen, haben COSTERO, POMERAT u. Mitarb. in einer sorgfältigen Untersuchung den Übergang der primär endothelialen Zelle der Meningeomkultur zum letztlich Kollagen produzierenden Fibroblasten über alle Zwischenstufen beschrieben. Ohne hier auf die Frage weiter einzugehen, ob es sich bei dieser Umwandlung in eine hinsichtlich der Bildung von Intercellularsubstanzen höchst spezialisierte Zelle, mit Sicherheit um eine Rück- und nicht um eine Fort- oder Fehlentwicklung handelt, konnten wir in unseren eigenen Untersuchungen eine derartige Umwandlung bestätigen. Die nach längerer Kultivationsdauer in der Peripherie der Zellkolonie liegenden Zellen gleichen mehr dem typischen Fibroblasten, die in der Nähe des Explantates verbleibenden Zellen mehr den endothelialen Elementen. Die primär aus dem Explantat auswachsenden Zellen hingegen

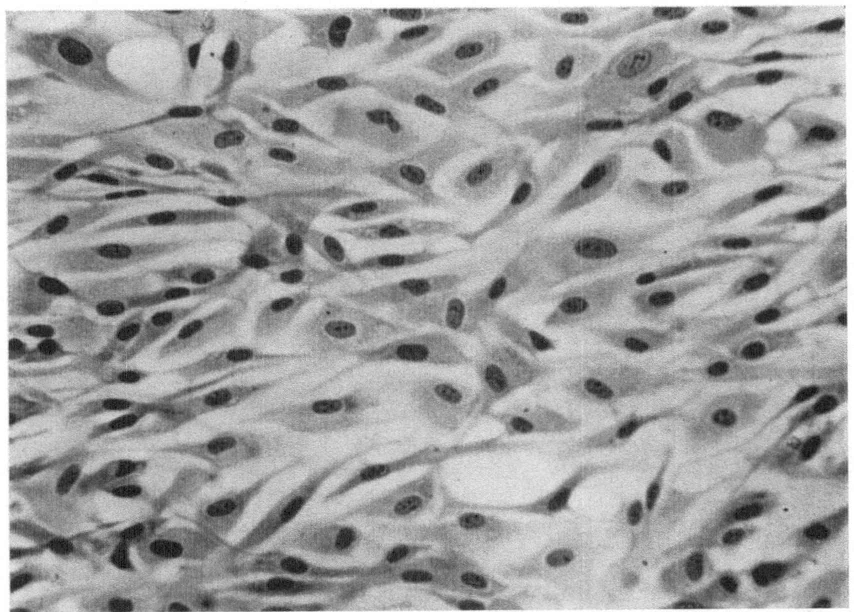

Abb. 71. Gleicher Fall wie Abb. 70. 8 Tage alte Explantatkultur. In der Proliferationszone finden sich ausschließlich mittelgroße endothelähnliche Zellen. H.-E. 160:1

sind von beiden verschieden. Sie sind langgestreckt. Ohne spindelig zu sein, gleichen sie mehr länglichen Rechtecken und zeigen eine eigenartige Anordnung in der Lage zueinander. Sie wachsen in langen Zügen, wobei jede Zelle der vorhergehenden nicht wie bei Fibroblastenkulturen mit der Längsseite angelagert ist, sondern polständig aufsitzt. Diese initial proliferierenden Zellen entsprechen in Form und Lagerung unmittelbar den Geschwulstzellen des Meningeoms. Sehr häufig ist in der Kultur der enge räumliche Zusammenhang dieser Zellen mit den ursprünglichen Zellen des in vitro abgeflachten Explantates noch nachzuweisen.

Außer den bereits angeführten 20 Meningeomen unserer 1957 mitgeteilten Untersuchung hatten wir inzwischen Gelegenheit, weitere 77 Meningeome zu kultivieren, davon 74 mit Erfolg (1, 5, 13, 17, 30, 32, 35, 74, 90, 118, 135, 141, 142, 143, 146, 151, 155, 156, 157, 164, 175, 222, 229, 234, 236, 241, 245, 248, 264, 269, 270, 273, 280, 272, 283, 294, 298, 306, 308, 314, 316, 317, 318, 319, 321, 337, 357, 364, 374, 375, 379, 383, 385, 391, 392, 397, 401, 412, 418, 425, 427, 431, 433, 435, 437, 441, 446, 458, 461, 463, 482, 486, 504, 507).

Wir verfügen damit z. Z. über ein Untersuchungsmaterial von rund 100 in
vitro kultivierten Meningeomen, deren Besonderheiten im folgenden zusammengefaßt abgehandelt werden sollen.

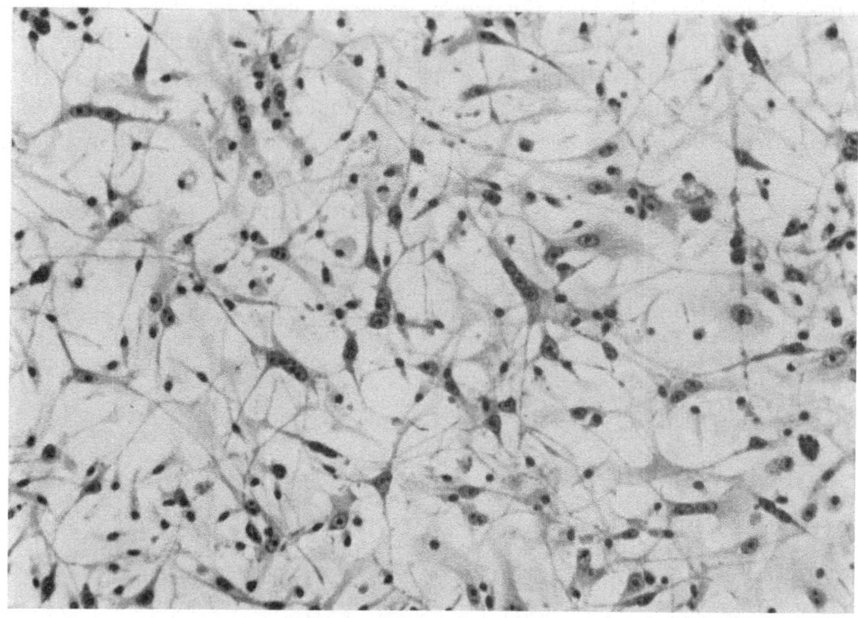

Abb. 72. 6 Tage alte Explantatkultur eines weniger homogenen Meningeoms. Neben dem vorherrschenden Zelltyp
der mittelgroßen, dreieckigen, ein- oder mehrkernigen Arachnothelzellen reichlich rundliche und mikrogliaähnliche
Makrophagen. H.-E. 100 : 1

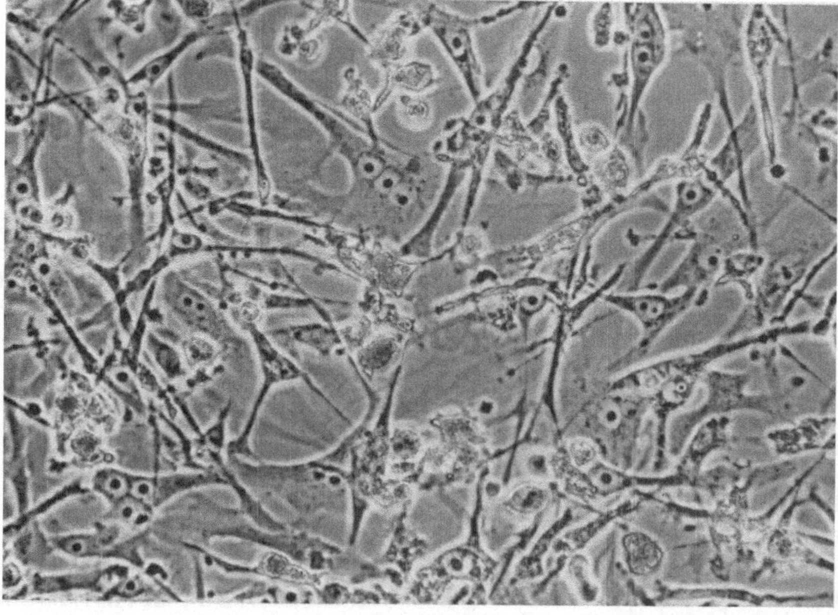

Abb. 73. Lebendaufnahme einer ähnlichen Meningeomexplantatkultur, in der das Nebeneinander endothelähn-
licher Zellen, Makrophagen und vereinzelter Fibroblasten deutlich wird. Phasenkontrast, 160 : 1

Ebenso wie bei den vorhergehenden Gruppen der neuroektodermalen Geschwülste galt unser eigenes Interesse bei der Züchtung der Meningeome mehr dem in vitro entstehenden Zell*verband*, und seinen Beziehungen zu den im Schnittpräparat des Ausgangsgewebes vorhandenen charakteristischen Primärstrukturen

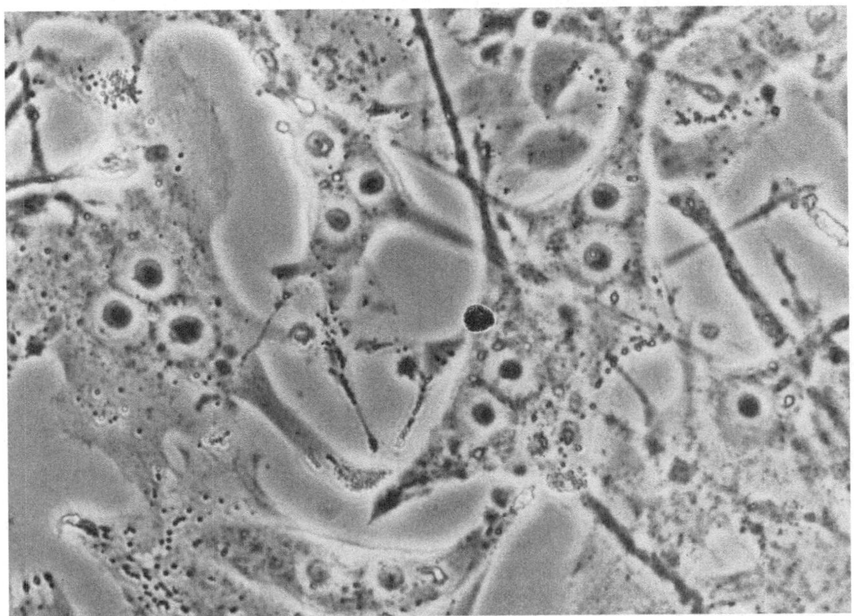

Abb. 74. Wie Abb. 73. Beachte die Uniformität der Geschwulstzellkerne. Phasenkontrast, 400 : 1

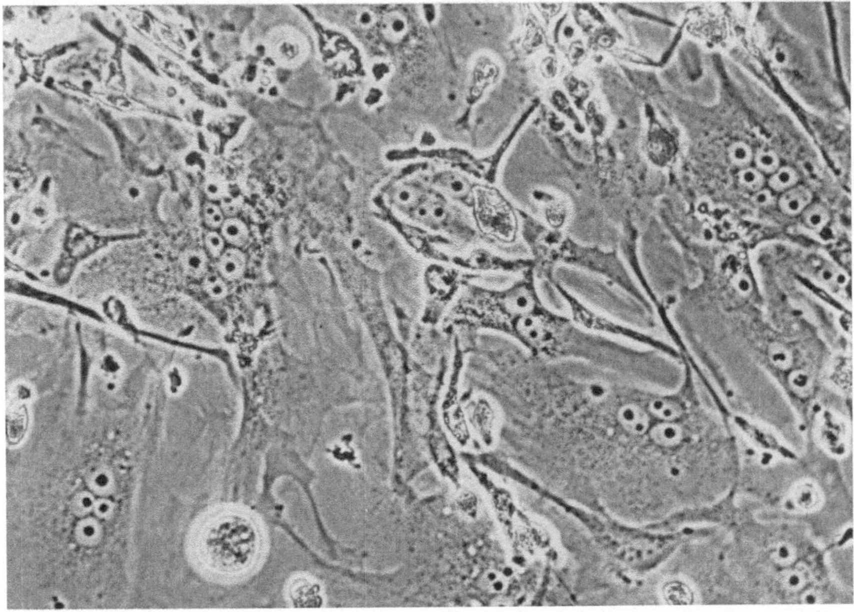

Abb. 75. Lebendaufnahme. Beginnende Symplasmenbildung. Gegenüber den Abb. 73 und 74 unveränderte Zellkerne, zunehmende Unförmigkeit und flächenhafte Ausbreitung der Zelleiber. Phasenkontrast, 160 : 1

der Blastome. Eine das Meningeom vor allen anderen Geschwülsten des Nervensystems auszeichnende Primärstruktur sind die sog. „Zwiebelschalen", die zwar
nicht in allen, aber doch der überwiegenden Mehrzahl der Meningeome trotz unterschiedlicher Form der Einzelzellen in stets gleicher Weise auftreten und offenbar
ein Äquivalent der im normalen arachnoidealen Deckendothel vorkommenden
Wirbelbildung darstellen. Die Explantatkultur des Meningeoms zeigt derartige
Zwiebelschalen im allgemeinen nur selten. Die hier innerhalb von Stunden beginnende ausgedehnte Zellproliferation führt in zwei bis drei Tagen in einem Teil der

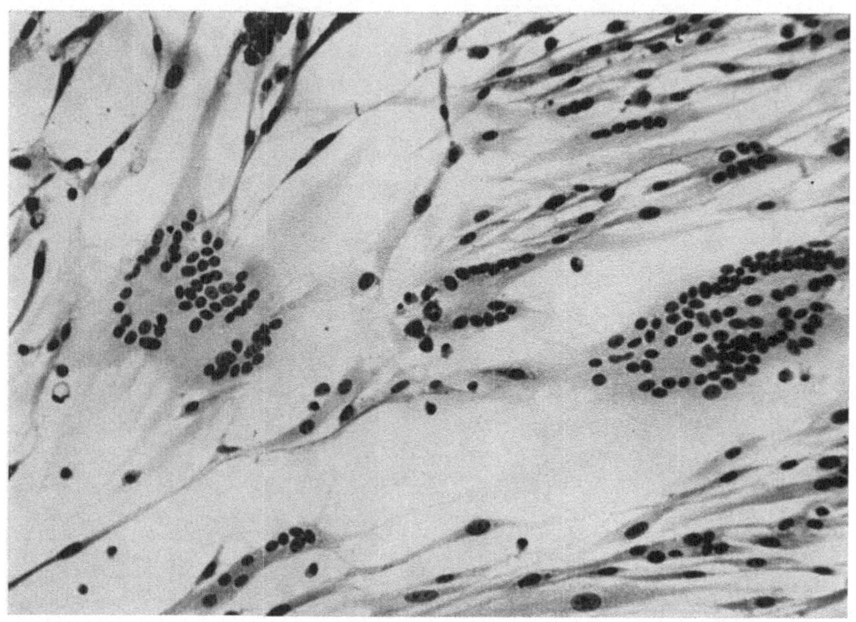

Abb. 76. Vielkernige, großflächige Symplasmen als Altersveränderungen der Explantatkultur eines Meningeoms.
H.-E. 100 : 1

Fälle zur Ausbildung eines geschlossenen Teppichs mittelgroßer, einheitlich geformter, offenbar endothelialer Zellen, der sich nicht von dem Übersichtsbild der Kultur
unreifer Arachnoidea oder eines anderen endothelialen Organs resp. Gewebes unterscheidet. In der Mehrzahl finden wir jedoch eine aus unterschiedlichen Zellelementen aufgebaute Kolonie unregelmäßiger Übersichtsstruktur, deren Einzelzellen
sich normalerweise leicht als große, protoplasmareiche Fibroblasten, mittelgroße,
dreieckige oder polygonale Arachnothelzellen und kleine Makrophagen zuordnen
lassen. Diese Verhältnisse treten bei der Lebendbeobachtung der Kulturen besonders deutlich zutage, wie die beigegebenen Phasenkontrastabbildungen demonstrieren.

Bemerkenswert ist die große Anzahl zwei- und dreikerniger Zellen unter den
eigentlich arachnothelialen Geschwulstzellen. Es handelt sich hierbei nicht — wie
bei Abb. 75 und 76 — um die bekannten Alterserscheinungen der multinucleären
Symplasmen, sondern um unmittelbar in der ersten Proliferationsphase auswachsende Zellen, die sich gegenüber den Fibroblasten und Makrophagen zusätzlich
durch überdimensionale, meist einzelne und runde Nucleolen auszeichnen. Auch

die arachnothelialen Zellen der Meningeomkultur verfügen über die für die meisten
in vitro kultivierten Zellen charakteristischen undulierenden Zellmembranen, die
die Zellausläufer umfließen und die im gefärbten Präparat im allgemeinen nur eine
ungenügende Darstellung erfahren.

Die Explantatkultur des Meningeoms weist damit keine eindeutigen und
differentialdiagnostisch verwertbaren Kriterien auf, die es erlauben, aus ihr mit
Sicherheit die Diagnose eines Meningeoms zu stellen. Kulturen eines Kleinhirn-
angioblastoms sind u. U. von den geschilderten Meningeomexplantatkulturen nicht
zu unterscheiden.

Überraschend unterschiedlich hingegen ist das Bild der Meningeomkultur nach
der Trypsination des Geschwulstgewebes und der Aussaat einer monocellulären
Zellsuspension. Ein nur kurze Zeit nach der Sedimentation der Zellen entnommenes
Präparat zeigt eine ungeordnete Ansammlung abgerundeter Zellen, die — ungleich
den trypsinierten Neurinomkulturen — trotz der veränderten Zellform den charakteristischen rund-ovalen Kern der Meningeomzelle mit deutlichem Nucleolus und
häufiger Randvacuole erkennen lassen. Wenige Stunden nach dem Haften der

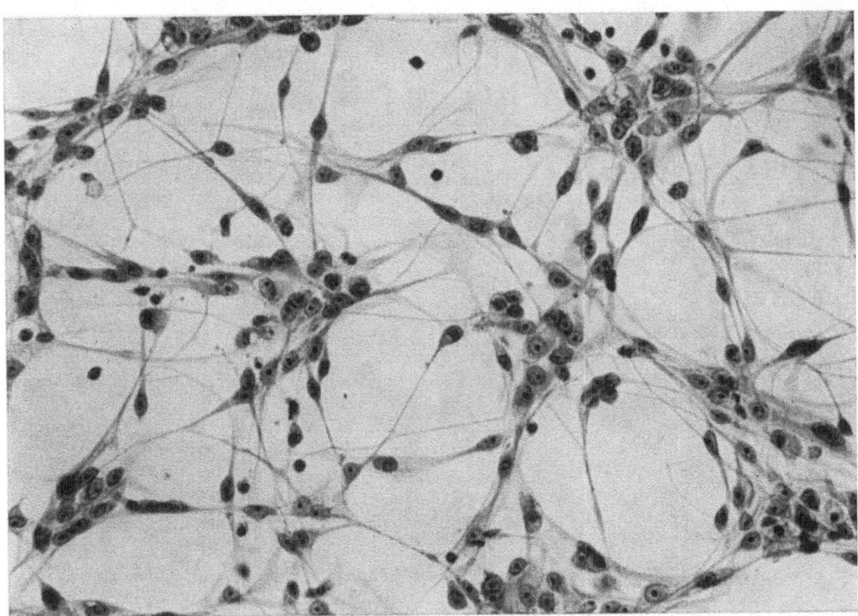

Abb. 77. Reticulärer Aufbau einer Meningeomkultur 24 Std. nach der Aussaat einer trypsinierten Zellsuspension.
H.-E. 160 : 1

Zellen an der Unterfläche formiert sich ihr Cytoplasma wieder zu den präexistenten
polständigen Fortsätzen. Die vorher getrennt gelagerten Rundzellen gewinnen
durch diese Fortsätze Anschluß aneinander, und innerhalb von ein bis zwei Tagen
entsteht bei gleichzeitig beginnender Zellvermehrung auf dem Boden des Glas-
gefäßes oder dem Deckglasstreifen ein zunächst lockeres, später mehr und mehr
verdichtetes Reticulum spindelförmiger Zellen, deren Form mit den Zellen des
Schnittpräparates und der initialen Proliferationsphase der Explantatkultur nur
noch geringe Ähnlichkeit aufweist, deren Kerne sich jedoch unverändert und völlig

uniform erhalten. Mit diesem amorphen und damit den Kriterien einer geweblichen Disorganisation von allen Phasen der Kultur am besten entsprechenden
Stadium ist jedoch der gewebliche Endzustand der Kultur nicht erreicht. An den

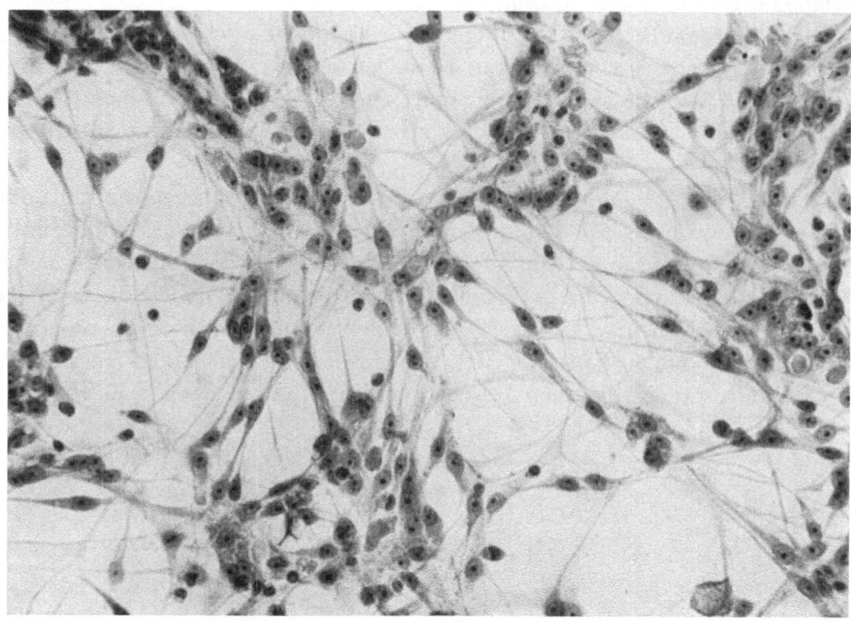

Abb. 78. Wie Abb. 77. Zunehmende Dichte des Reticulums 48 Std. nach Zellaussaat. H.-E. 160 : 1

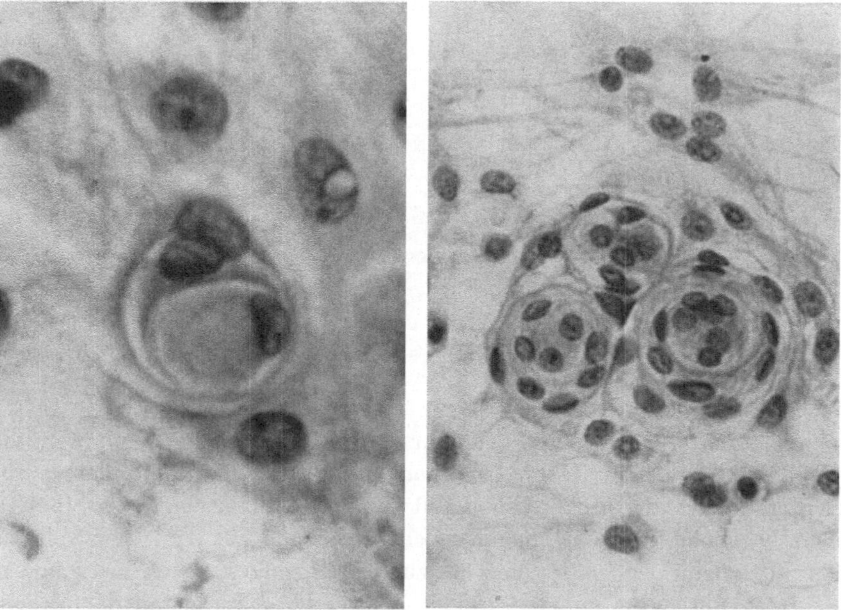

Abb. 79. Links beginnende Zwiebelschalenbildung in der Kultur eines Meningeoms 3 Tage nach Aussaat einer
trypsinierten Zellsuspension, H.-E. 800 : 1, rechts abgeschlossene Zwiebelschalenbildung, H.-E. 400 : 1

Verdichtungspunkten des Reticulums kommt es zu diesem Zeitpunkt — d. h. vom
3. bis 8. Tag nach der Zellaussaat — zunehmend zur Formierung kleiner, bis zu 5
oder 6 konzentrische Zellschichten umfassender Zwiebelschalen, die den Zellverband dieser trypsinierten Gewebekultur des Meningeoms strukturell unmittelbar

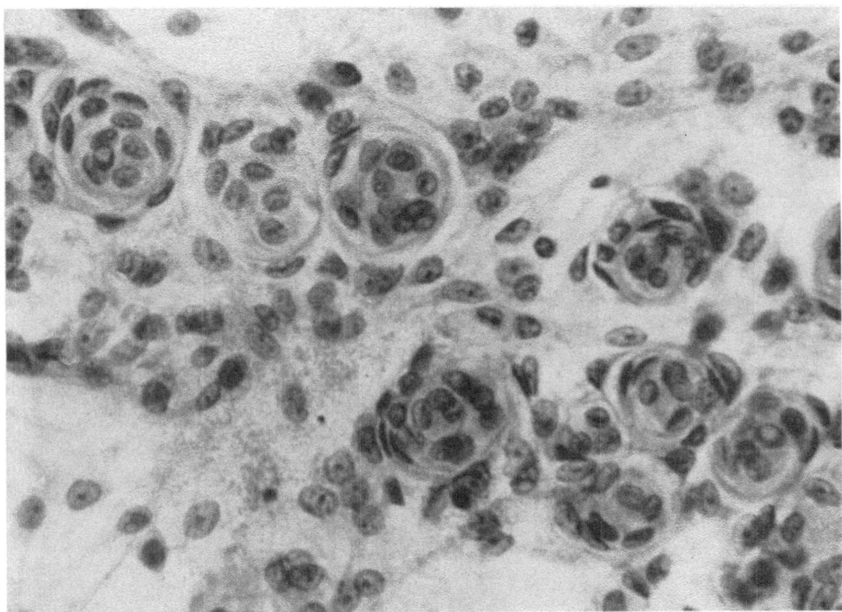

Abb. 80. Zahlreiche neugebildete Zwiebelschalen in trypsinierter Meningeomkultur 6 Tage nach Zellaussaat.
H.-E. 400 : 1

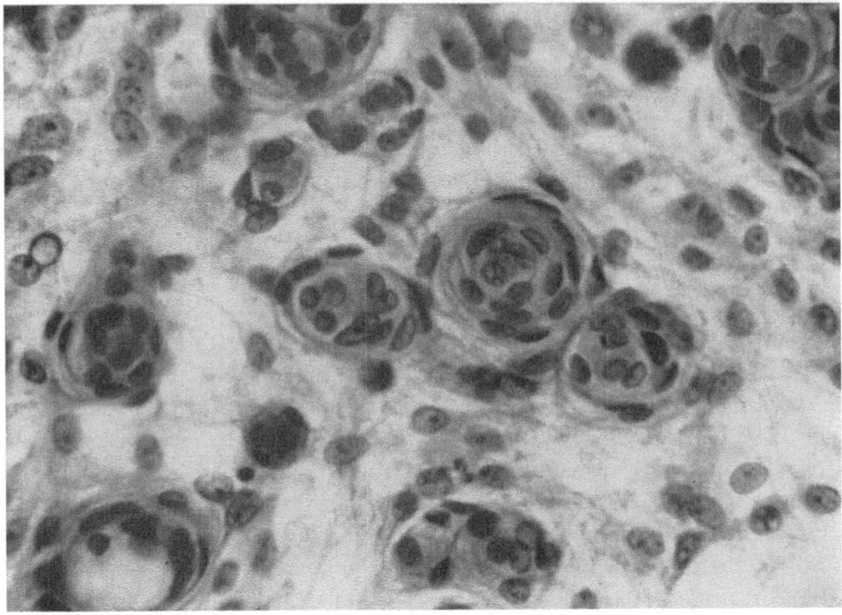

Abb. 81. Wie Abb. 80. Links unten beginnende zentrale Degeneration einer Zwiebelschale

auf das Organisationsniveau der Geschwulst in situ rücken. (Diese schon 1957 von uns mitgeteilte Beobachtung konnte inzwischen von DEREYMAEKER u. Mitarb. bestätigt werden.)

Die Zwiebelschalen der Meningeomkultur, die auch in Explantatkulturen gelegentlich angetroffen werden können — wobei allerdings offenbleibt, ob es sich nicht um abgesprengte Partikel des Ausgangsgewebes handelt — entstehen nach

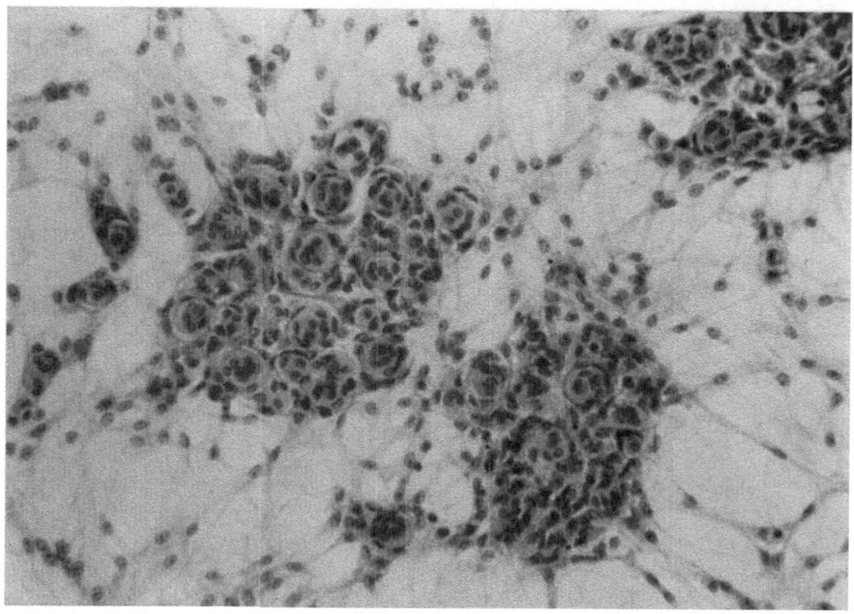

Abb. 82. Übersichtsbild der Monolayerkultur eines Meningeoms 12 Tage nach Aussaat der Zellsuspension. H.-E. 100 : 1

unserer Beobachtung nicht, wie POMERAT es erwogen hat, in einem echten Wachstumsprozeß oder durch die Aufrollung einer länglichen Riesenzelle mit hintereinander angeordneten Zellkernen, sondern kommen durch die Umwandlung mehrerer eng zusammenliegender Zellen zustande. Daher ihre Entstehung an den zelldichten Knotenpunkten des Reticulums. Der Umwandlungsprozeß beginnt mit der Abrundung und Kerndislokation einer einzelnen Geschwulstzelle, der sich die benachbarten Zellen in Sichel- und Halbmondform anlagern. Nicht selten erkennt man im Zentrum derartiger Gebilde zwei als Halbkugeln gestaltete Zellen, die sich mit der Basis berühren und so den primär zweizelligen Kern einer Zwiebelschale bilden. Bis auf die Zentralstellen, die bereits frühzeitig eine Verdichtung oder vacuolige Degeneration des Cytoplasmas erkenen lassen, sind wesentliche Alterationen der Innenstruktur der die Zwiebelschalen formierenden Geschwulstzellen nicht anzutreffen. Mit zunehmender Kultivationsdauer nimmt die Anzahl der Zwiebelschalen zu, so daß nach zwei bis drei Wochen das Gesichtsfeld der Präparate mit kleinen und großen Zwiebelschalen wie übersät erscheinen kann. Im Laufe der Zeit zeigen die konzentrischen Zellagen deutliche Verdichtungstendenzen sowie eine Neigung zur zentralen Degeneration, wie wir sie aus dem Schnittpräparat insbesondere des spinalen Psammoms kennen. Zur regelrechten Hyalinisation oder Verkalkung der Schalenzentren kommt es in vitro jedoch nicht.

Diese in der Kultur auftretenden Verdichtungen und Vacuolisationen der Zwiebelschalenstrukturen des Meningeoms sind deswegen besonders interessant, weil sie einen Einblick in die Genese der im Schnittpräparat der Meningeome häufig anzutreffenden gleichartigen degenerativen Alterationen gewähren. Da die Degenerationen in vitro durch die ausschließliche Flächenhaftigkeit der Kultur nicht auf einem in den Zentren der — in situ kugeligen — Zwiebelschalen auftretenden Sauerstoff- oder Nährstoffmangel beruhen können, scheinen Zweifel an der ausschließlichen Passivität der zentralen Hyalinisationen der konzentrischen Zellansammlung in situ erlaubt. Es hat viel eher den Anschein, daß diese Alterationen ebenso wie die Formation der Zwiebelschalen selbst autochthon entstehen.

Der praktisch-diagnostische Wert der Zwiebelschalenbildung in der Kultur trypsinierten Meningeomgewebes auch solcher Geschwülste, die in situ nur wenig oder gar keine derartigen Formationen aufweisen, liegt auf der Hand. In Einzelfällen fraglicher Abgrenzung dieser Geschwülste gegenüber sarkomatösen Gewächsen der harten und weichen Hirnhaut, hat sich neben den bekannten Kriterien des Schnittpräparates die Trypsinationskultur dieser Tumoren differentialdiagnostisch bewährt, da die sarkomatösen Geschwülste des gleichen Ausgangsgewebes sich in vitro durch eine hohe Zellpolymorphie, unterschiedliche Kernstrukturen und das Fehlen konzentrischer Zellanordnungen auszeichnen.

Für die Genese der Meningeome aufschlußreich ist die Tatsache, daß embryonale oder fetale Arachnoidea, die in vitro in großflächigen Kulturen epithelial anmutender Arachnothelzellen proliferiert, häufig angedeutete Wirbel- und Zwiebelschalenstrukturen erkennen läßt, wie sie nicht selten in der normalen Arachnoidea des reifen Gehirns gefunden werden, deren in vitro-Kultur derartige Strukturen jedoch nicht aufweist, sondern vorwiegend als Fibroblastenkultur auswächst. Ob aus der Ähnlichkeit der Zellbilder arachnothelialer Embryonalkulturen mit dem Neuroepithel der fetalen Hirngewebekultur auf eine neuroektodermale Herkunft der arachnoidalen Deckzellen geschlossen werden darf, ist ungewiß, solange nicht außer der Zellform weitere Übereinstimmungen aufgedeckt werden können (s. Hörstadius).

9. Hämangioblastome (Lindau)
(Abb. 83—86)

Die nicht ganz seltenen, bedingt gutartigen Lindau-Tumoren des Kleinhirns bestehen im wesentlichen aus einer mit gallertigen Massen angefüllten großen, glatten Cyste, in deren Wand eine oder mehrere solide, braunrote Geschwülste angetroffen werden, die aus einer Vielzahl meist kollabierter Endothelschläuche bestehen. Über ihre erfolgreiche Kultivation in Einzelfällen ist von Cox, später von Pomerat berichtet worden. Eigene Explantationen hatten in 11 von 11 Fällen ein positives Ergebnis (68, 114, 116, 242, 251, 285, 295, 354, 403, 489, 500). Abgesehen von einzelnen, offenbar der progressiv veränderten gliösen Umgebung der Geschwulst in situ entstammenden, langfaserigen Astrocyten sowie Fibroblasten des Gefäßbindegewebes, besteht die Proliferationszone eines Lindau-Tumors aus einer Reinkultur von typischen Endothelzellen und kann damit Meningeomkulturen sehr ähnlich sein. Einen für Hämangioblastome charakteristischen Aufbau des in vitro

entstehenden Zellverbandes haben wir bisher nicht sicher feststellen können.
POMERAT hat in seiner Arbeit von 1955 ein Präparat abgebildet, das neben dieser

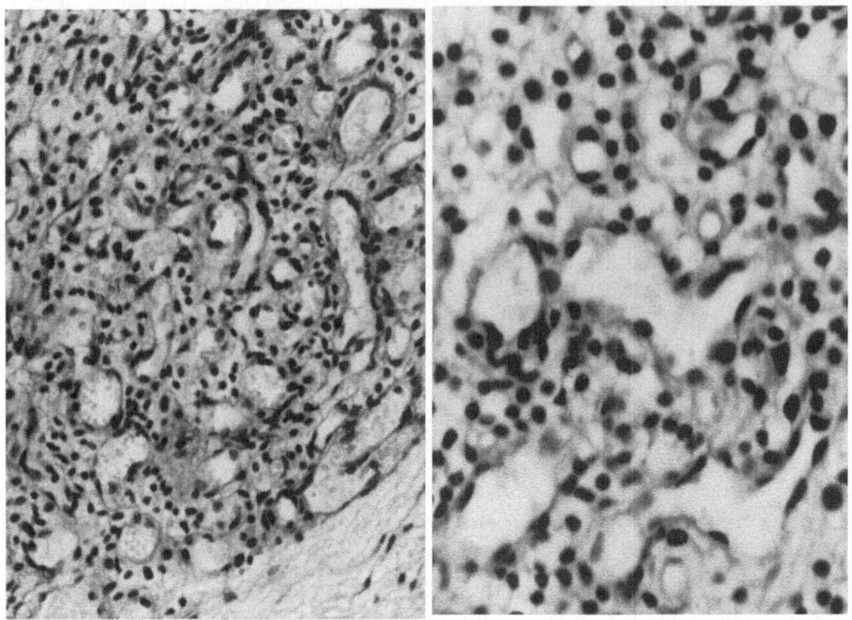

Abb. 83. Typisches Schnittpräparat eines Hämangioblastoms des Kleinhirns. Der solide Tumoranteil besteht fast ausschließlich aus kollabierten kleinen, nur aus Endothel und Grundhäutchen aufgebauten Blutgefäßen. H.-E. links 160 : 1, rechts 400 : 1

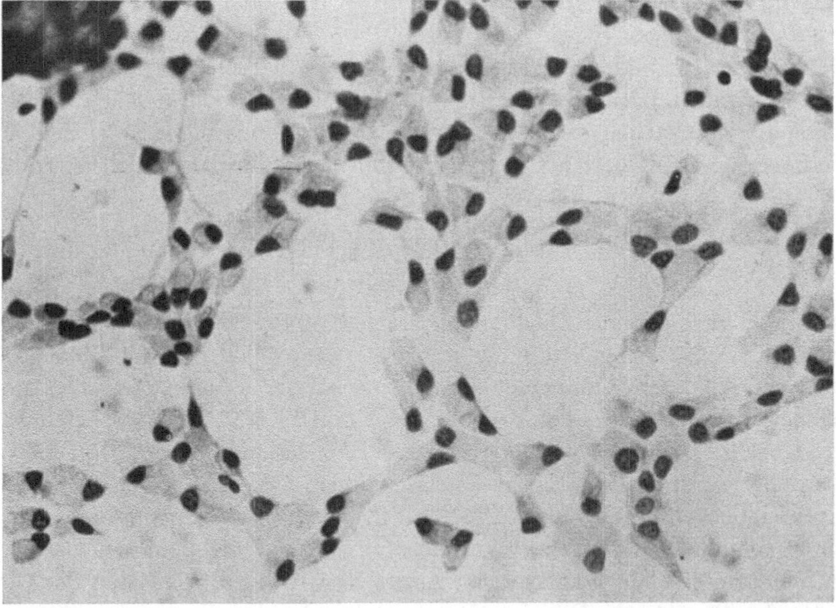

Abb. 84. Mehrere Tage alte Explantatkultur des gleichen Falles. Man erkennt innerhalb der Proliferationszone eine Reinkultur mittelgroßer, meist dreieckig-segelförmiger Endothelzellen mit exzentrisch gelegenen Kernen. H.-E. 160 : 1

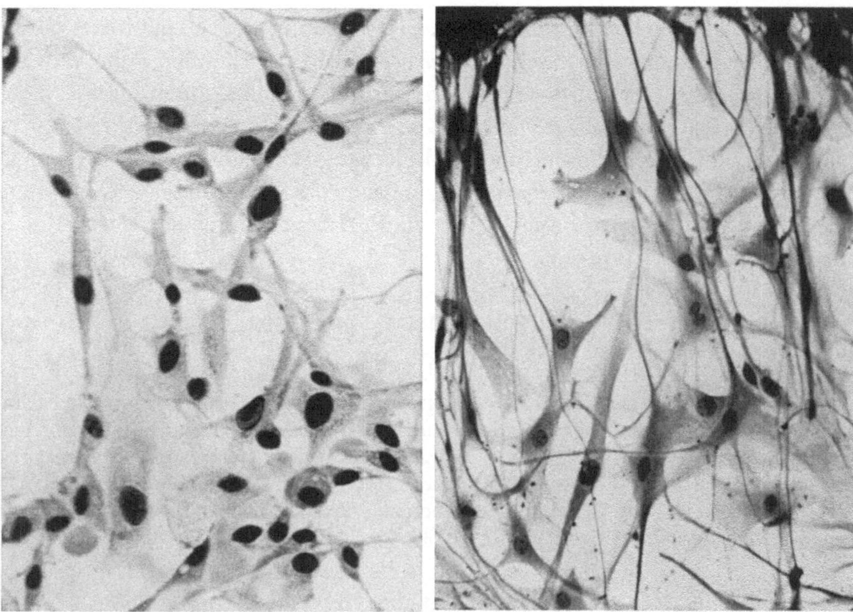

Abb. 85. Endothelzellen aus einer ähnlichen Explantatkultur eines Lindau-Tumors. Links H.-E. 160:1, rechts Silberimprägnation nach Bodian. Beachte die segelförmigen Zelleiber mit nur wenigen, aber besonders langen, z. T. noch im Explantat verankerten Ausläufern. 160:1

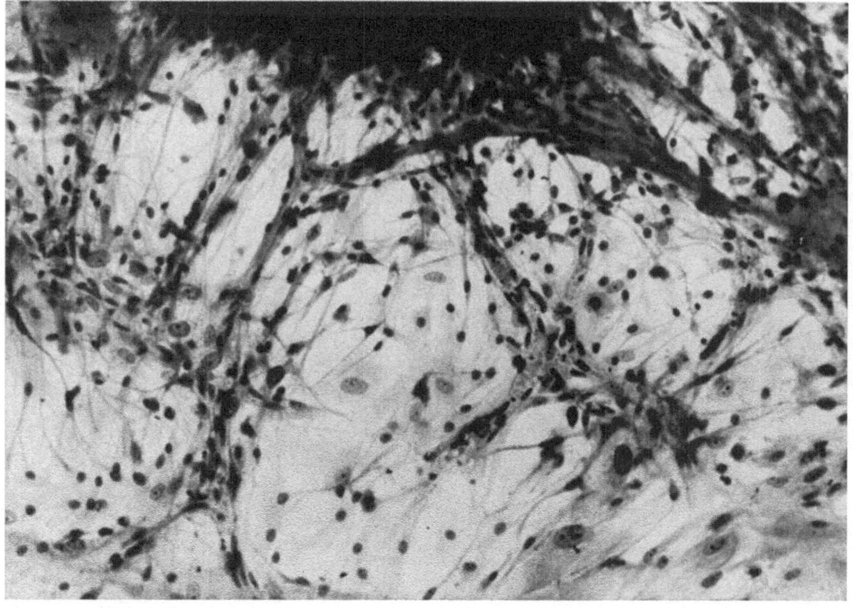

Abb. 86. Übersichtsbild einer Hämangioblastomkultur. In explantatnahen Zonen Fibroblasten und Endothelzellen sowie einzelne mit feinen Fortsätzen versehene Astrocyten, die vermutlich dem der Geschwulst in situ anliegenden, reaktiv veränderten Kleinhirnmarkgewebe entstammen. Für die das Gesichtsfeld durchziehenden Gefäße läßt sich eine Entstehung in vitro nicht wahrscheinlich machen. Es handelt sich hier offenbar um Gefäße des Explantatgewebes, die durch die periphere Auflockerung und Abplattung des Explantats isoliert und sichtbar geworden sind. H.-E. 100:1

6*

flächenhaften Endothelproliferation in der Umgebung des Explantates mehrere kleinkalibrige Gefäßsprossen nach Art unserer Abb. 86 erkennen läßt. Wir haben uns in unseren Versuchen bisher nicht davon überzeugen können, daß es sich bei derartigen Gefäßen um echte Sprossungen handelt, sondern sind vielmehr der Überzeugung, daß durch die periphere Abplattung und zunehmende Transparenz des Explantates ursprünglich zum Ausgangsgewebe gehörende Gefäße sichtbar geworden sind und möchten auch den von POMERAT erhobenen Befund eher in diesem Sinn interpretieren.

10. Die Geschwülste der Hypophysengegend
(Abb. 87—92)

Über die erfolgreiche Kultivation von Geschwülsten der Hypophysenregion (Craniopharyngeome, Hypophysenadenome) ist in der uns zugänglichen Literatur bisher nicht berichtet worden. LUMSDENs Versuche (1959) waren entweder negativ (1 Hypophysenadenom) oder führten lediglich zur Proliferation mesenchymaler Fibroblasten (2 Craniopharyngeome). Eigene Kultivationen waren in 7 von 7 Craniopharyngeomen (72, 85, 203, 268, 286, 420, 495) und 6 von 10 chromophoben Adenomen der Hypophyse (33, 61, 65, 138, 152, 277) erfolgreich.

a) Die Craniopharyngeome

Die Craniopharyngeome (Erdheim-Tumoren, Hypophysenganggeschwülste) leiten sich ab von versprengten Epithelien des embryonalen Rachendachs und

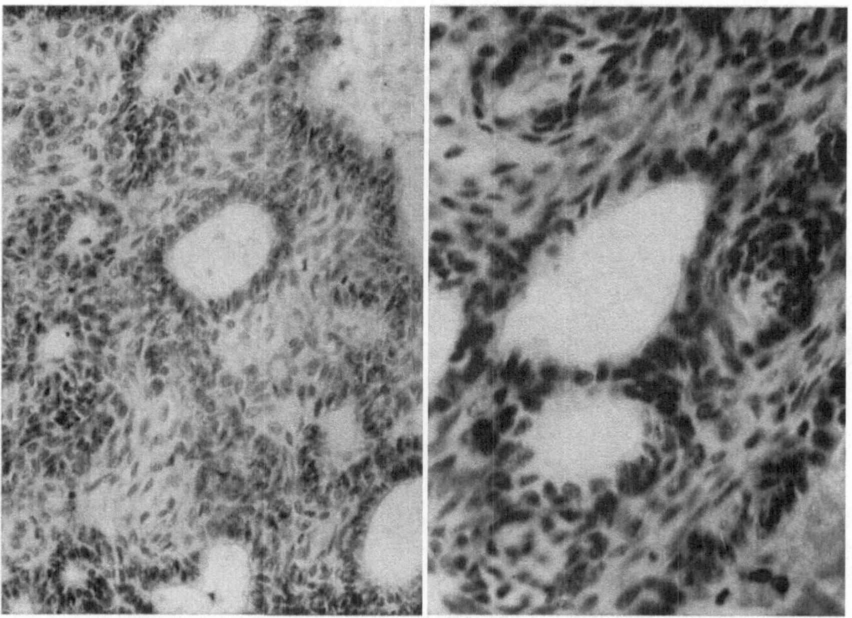

Abb. 87. Typisches Schnittpräparat eines aus zylindrischen Epithelsträngen bestehenden Craniopharyngeoms. H.-E. links 120 : 1, rechts 400 : 1

gleichen in ihrem histologischen Aufbau den Adamantinomen der Allgemeinpathologie. Ihre in situ sich über lange Jahre hinziehende Entwicklung steht in deutlichem Gegensatz zu der hohen Wachstumsgeschwindigkeit, die die Explantate dieser Geschwülste in vitro entwickeln. Bereits nach zwei- oder dreitägiger Kultivation hat sich um die explantierten Gewebspartikel ein dichter, kreisförmiger

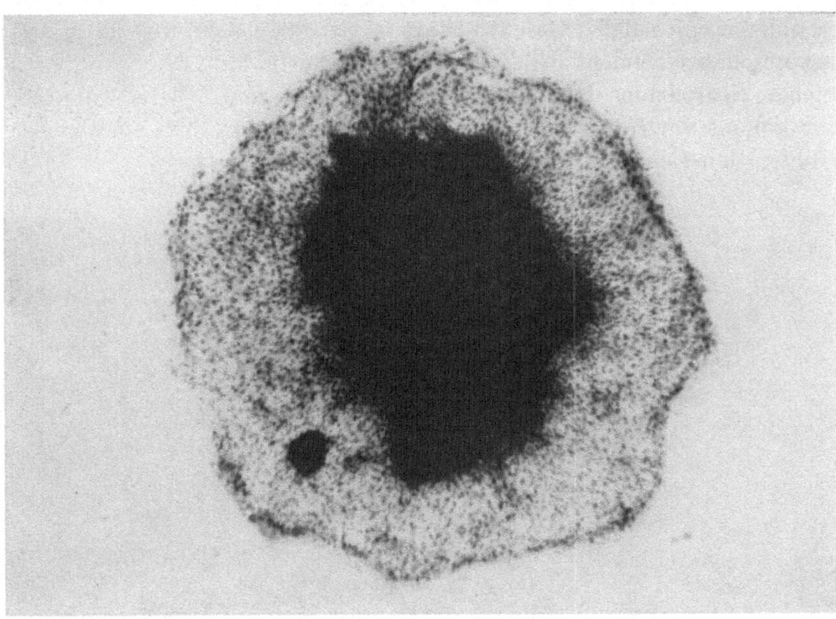

Abb. 88. 3 Tage alte Explantatkultur des gleichen Falles. Um das zentral gelegene Explantat hat sich ein breiter Ring epithelialer Zellen gebildet, der am Rand eine für diese Geschwulstart typische Wallbildung aufweist. H.-E. 25 : 1

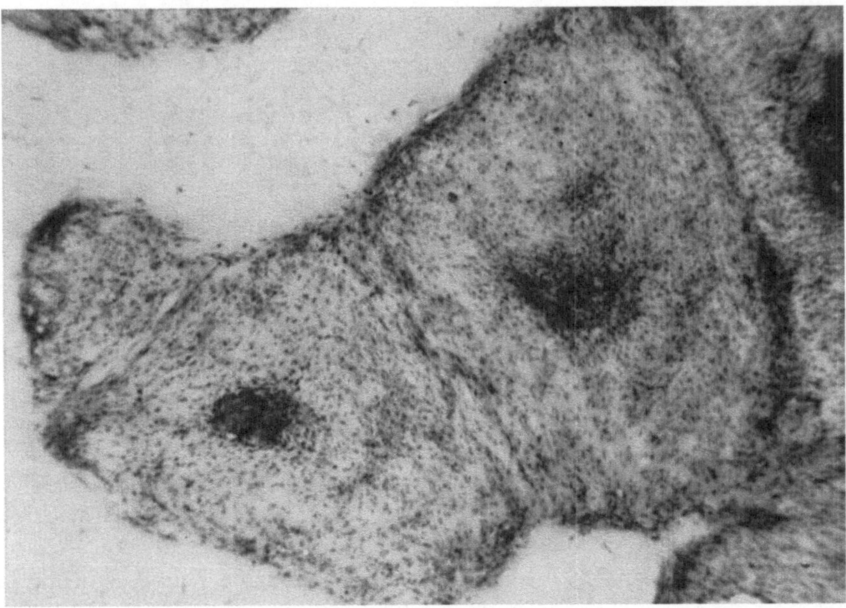

Abb. 89. 8 Tage alte Kultur des gleichen Falles. Die zentralen Explantate sind stark abgeplattet und verkleinert. Die neugebildeten epithelialen Proliferationszonen der benachbarten Kulturen berühren sich, wobei die vorhandenen Wülste eine fugenlose Verschmelzung verhindern. H.-E. 25 : 1

Teppich auch in der zweidimensionalen Anordnung länglich-rechteckig erscheinender Epithelzellen gebildet, dessen Rauminhalt die Größe des ursprünglichen Explantates schon übertrifft. Besonders charakteristisch — da von uns bisher bei keiner anderen epithelialen Geschwulstart in vitro beobachtet — ist in der grobmikroskopischen Übersicht der Zellkolonie die Ausbildung einer wulstartig aufgeworfenen Begrenzung der äußersten Proliferationszone. Diese wallartige Verdickung kommt durch eine mehrschichtige Anordnung in ihrer Längsachse quer zur Proliferationsrichtung liegender Zellen zustande.

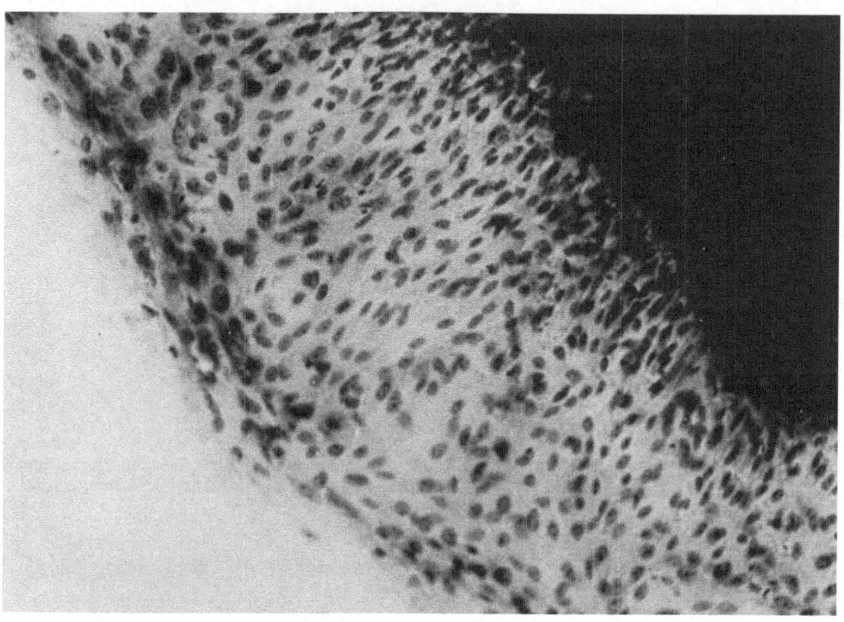

Abb. 90. Ausschnittsvergrößerung aus Abb. 88. Man erkennt auch in der Kultur noch die zylindrische Form der epithelialen Geschwulstzellen. Der periphere Wulst wird durch eine streifige Anordnung in ihrer Längsachse quer zur Proliferationsrichtung orientierter Zellen gebildet. H.-E. 100 : 1

Kulturen von Craniopharyngeomen, die keine individuellen Unterschiede aufweisen, neigen bei längerer Kultivation zu einer blasigen Abhebung in sich geschlossener Zellrasen von der Unterfläche, die dann — ohne sich aufzulösen oder einzureißen — noch einige Zeit frei in der Nährflüssigkeit flottieren. Die Bildung des für das Schnittpräparat charakteristischen Keratoids haben wir in vitro bisher nicht sicher nachweisen können.

b) Die Hypophysenadenome

Gemessen an der großen Proliferationsbereitschaft der vorhergehenden Gruppe, erreicht die Wachstumsintensität der chromophoben Hypophysenadenome in vitro kaum ein sonderliches Ausmaß. Hingegen ist für Hypophysenadenome charakteristisch, daß ihre Zellen in künstlichen Nährmedien ohne Zellvermehrung lange Wochen und Monate überleben können, ohne daß eine wesentliche Veränderung ihrer Struktur erkennbar wird. Eine echte Vermehrung der Adenomzellen in vitro spielt sich fast ausschließlich auf der Unterlage einer Fibroblastenkolonie ab. Von

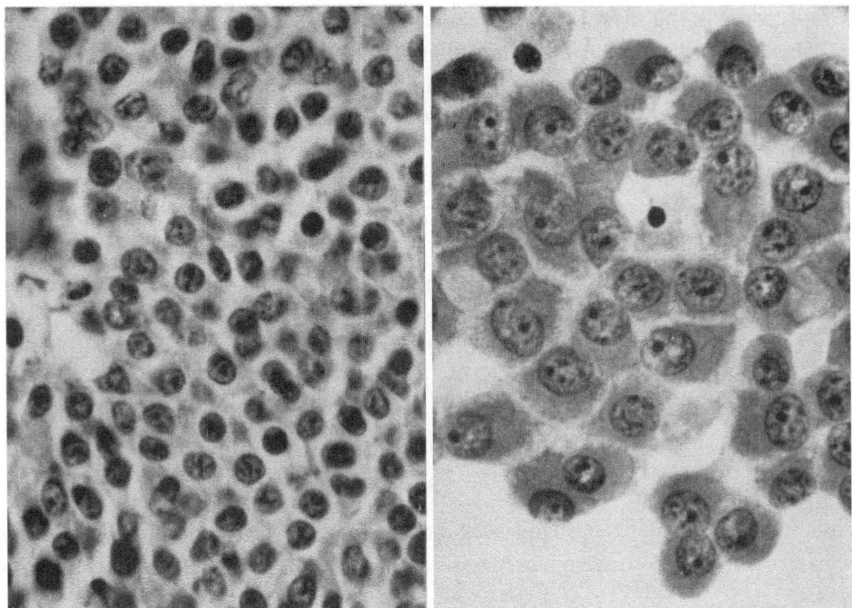

Abb. 91. Links Schnittpräparat eines chromophoben Hypophysenadenoms. Man erkennt die auf ein kleines Gefäß (linker Bildrand) orientierte Anordnung der rundkernigen, polygonalen Zellen, H.-E. 400:1. Rechts in vitro überlebende und Zellform sowie Kernstruktur über Wochen erhaltende Adenomzellen ohne sichtbare Zellvermehrung. H.-E. 400:1

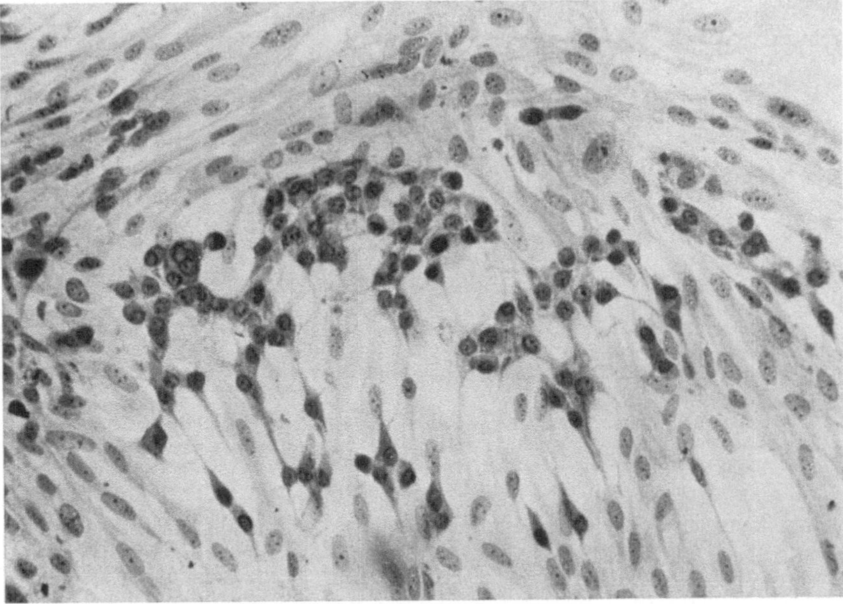

Abb. 92. Spärliche Proliferation von Zellen eines Hypophysenadenoms auf dem Hintergrund einer aus Fibroblasten gebildeten monocellulären Unterlage. Mit zunehmender Proliferation verlieren die Adenomzellen ihre kubische Form und bilden Rhomben mit teilweise deutlichen polständigen Ausläufern. H.-E. 160:1

einer Zellvermehrung der Hypophysenadenome unmittelbar auf der Glasunterfläche haben wir uns nur in Ausnahmefällen überzeugen können. Welche Bedeutung der Fibroblastenkultur außer der besseren Haftmöglichkeit für die sich teilenden Geschwulstzellen zukommt, ist ungewiß. Ob sie unmittelbar für die Ernährung der darüberliegenden Zellen benötigt werden oder lediglich ein adäquates Milieu schaffen, läßt sich nicht entscheiden. Immerhin ist es in diesem Zusammenhang interessant, daß die moderne Virologie sich bei der schwierigen Anzucht von Zellklonen, d. h. beim Versuch der Vermehrung einer isolierten Einzelzelle, gern derartiger "feeder-layer" (Puck) bedient, mit deren Hilfe die Proliferation minimaler Ausgangsmengen sehr viel leichter zu erreichen ist. Im Verlauf der Geschwulstzellproliferation erkennen wir eine zunehmende Umwandlung der Zelleiber von kubischen zu rhomboiden Zellelementen mit kurzen, polständigen Ausläufern.

11. Metastatische Hirngeschwülste
(Abb. 93—96)

Eine wesentliche Untergruppe der von uns kultivierten intracraniellen resp. intracerebralen Tumoren wird von den metastatischen Hirngeschwülsten gebildet.

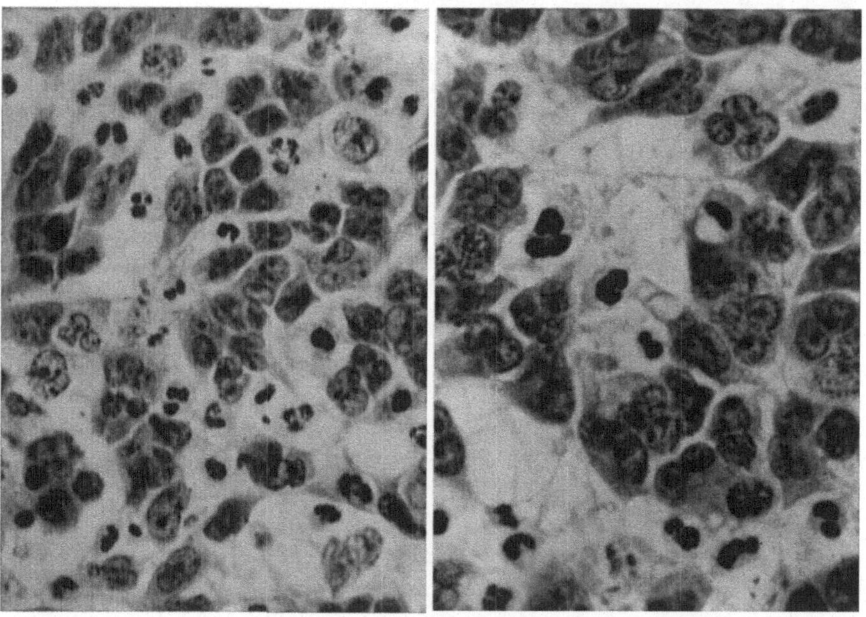

Abb. 93. Explantatkultur der intracerebralen Metastase eines epithelialen Blastoms. Primärgeschwulst unbekannt. Nach initialer Kernvermehrung ohne entsprechende Zellteilung zunehmend stärkere regressive Alterationen und Untergang der Geschwulstzellen. H.-E. links 160 : 1, rechts 400 : 1 (Vgl. Plexuspapillom)

Mit mehr als einem Drittel negativer Resultate — erfolgreiche Kultivation in nur 24 von 38 Fällen (62, 91, 104, 115, 134, 174, 179, 206, 209, 255, 274, 315, 320, 326, 369, 373, 402, 439, 443, 457, 569, 484, 491, 501) — stellen sie in unserem Untersuchungsgut die ungünstigste Gruppe dar. Diese Beobachtung darf verallgemeinert werden, da bisher über die Züchtung von metastatischen Hirngeschwülsten nur negative Berichte vorliegen (Cox u. a.). Neben diesem bemerkenswerten

Unterschied in der Vitalität gegenüber den sonstigen gliösen und nichtgliösen Geschwülsten des Nervensystems sind feingewebliches Bild und Wachstumsbesonderheiten der epithelialen Metastasenkultur an dieser Stelle von untergeordneter

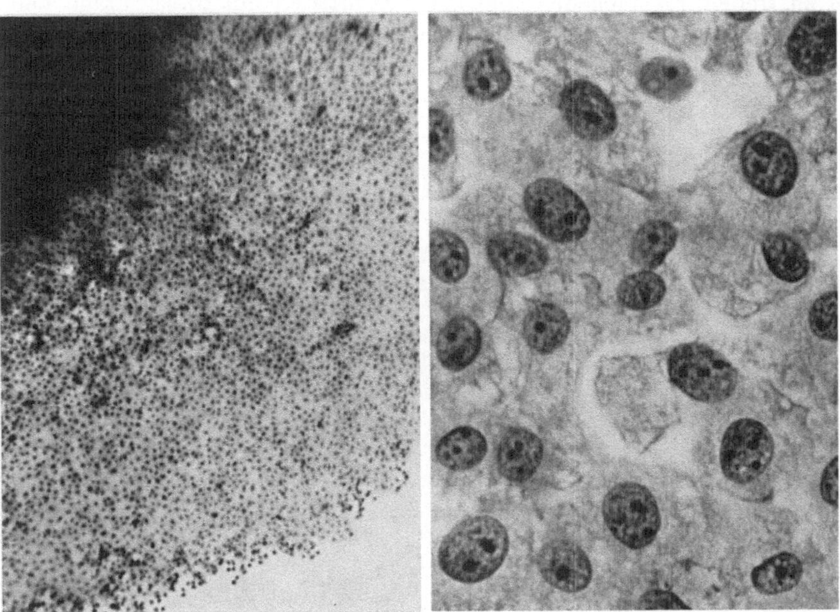

Abb. 94. Explantatkultur eines Schleimhautpapilloms. Beachte die regelmäßige Zellform und das Fehlen eines Proliferationswalles wie bei den Kraniopharyngeomen. H.-E. links 25 : 1, rechts 400 : 1

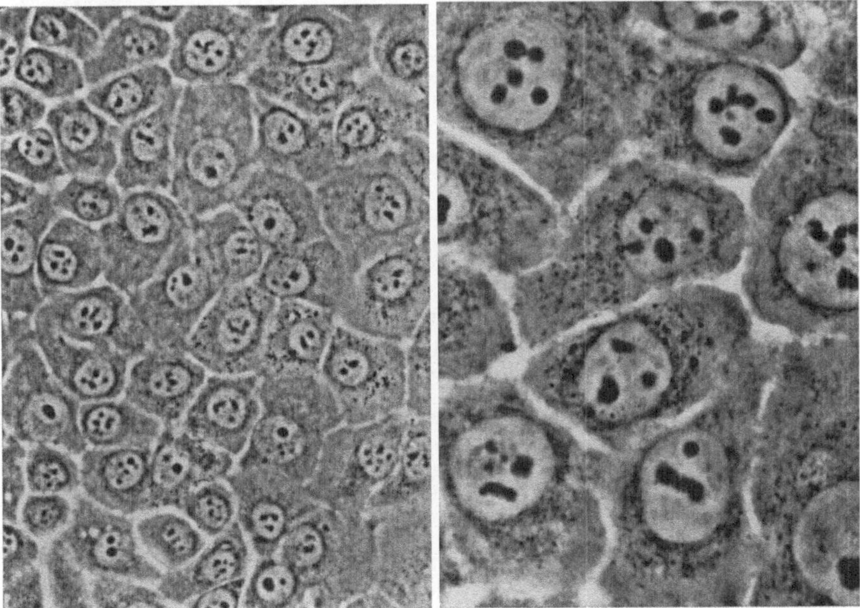

Abb. 95. Trypsinierte Subkultur eines Portio-Carcinoms (HeLa-Zellen nach GEY). Beachte die regelmäßige Zellform und die Vielzahl der Nucleolen pro Kern. Lebendaufnahme, Phasenkontrast, links 160 : 1, rechts 400 : 1

Bedeutung, da wir nicht über Bilder der Primärgeschwülste und ihrer Kulturen verfügen. Im Gegensatz zu den bisher besprochenen Hirngeschwülsten ist die sichere Zuordnung einer bösartigen epithelialen Geschwulst aus ihrer Gewebekultur kaum zu treffen, da nach den Angaben der meisten mit dieser Frage befaßten Autoren die epitheliale Einzelzelle in vitro ihre charakteristischen Eigenarten schnell verliert (FISCHER, MARCUSE, MURRAY u. a.). Ob jedoch nicht auch in Kulturen epithelialer und mesenchymaler Geschwülste Äquivalente der von uns in der

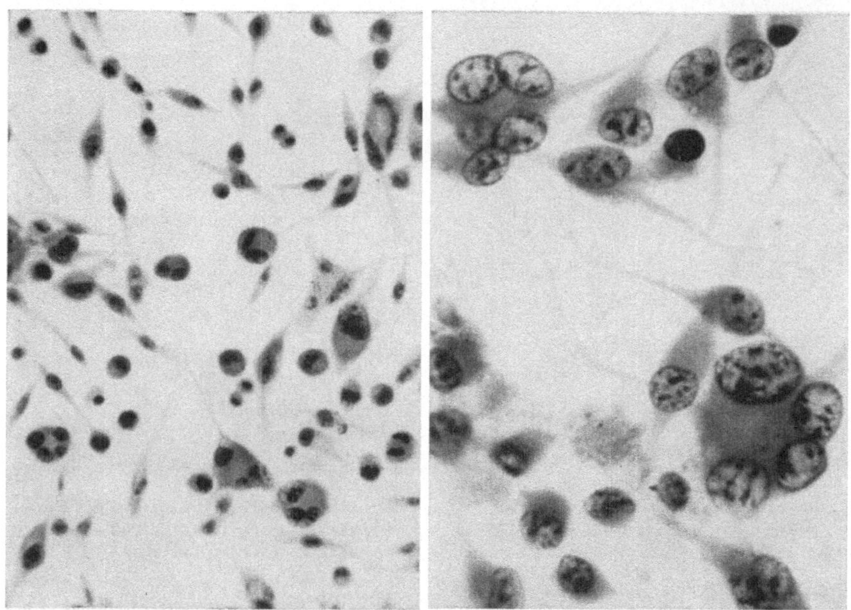

Abb. 96. Trypsinierte Subkultur des von EARLE aus einem einzelnen Mäuseunterhautfibroblasten entwickelten, zunächst also genetisch einheitlichen L-strain. Beachte die außergewöhnliche, an eine Sarkomkultur erinnernde Polymorphie der vorwiegend spindeligen Zellen. H.-E. links 160 : 1, rechts 400 : 1

vorliegenden Untersuchung betont herausgehobenen Eigenarten der proliferierenden *Zellverbände* zu finden sind, sollte eine systematische Untersuchung von Primärtumor und Metastase in vitro verlohnen.

Bei den erfolgreichen Kultivationen fällt immer wieder auf, daß einer überschießenden initialen Zell- und Kernvermehrung — letztere nicht selten ohne nachfolgende Zellteilung, so daß einzelne Kulturen wie in Abb. 93 fast ausschließlich aus mehrkernigen Zellen bestehen — recht bald stärkere regressive Alterationen der Geschwulstzellen folgen, die bereits nach wenigen Tagen zu einer Auflösung der gesamten Zellkolonie führen können. Dieses Verhalten steht in deutlichem Gegensatz zu den Wachstumseigentümlichkeiten gutartiger epithelialer Geschwülste und permanenter epithelialer und mesenchymaler Zellinien, wie die Abb. 94—96 demonstrieren.

12. Die Melanoblastome
(Abb. 97—100)

Die letzte der von uns kultivierten Geschwulstgruppen besteht aus den primären Melanoblastomen des Nervensystems. Diese im Bereich des Gehirns und Rückenmarks äußerst seltenen und wegen ihrer flächenhaften Ausbreitung einer operativen Behandlung kaum zugänglichen Geschwülste treten im Bereich des Auges als maligne Melanome der Uvea resp. Aderhaut relativ häufig in Erscheinung. REESE und EHRLICH haben 1958 ausführlicher über ihre Kultivation berichtet. *Eigene Züchtungsversuche* waren in 8 von 9 Fällen erfolgreich (199, 213, 232, 382, 3 87, 389, 395, 499).

Leider standen an Melanoblastomen der Aderhaut (es handelt sich bei diesen Geschwülsten ebenso wie bei den Retinoblastomen um Operationsmaterial der Universitäts-Augenklinik Bonn) im wesentlichen spindelzellige Formen zur Verfügung. Entsprechend einheitlich war ihr Verhalten als Kultur. Die proliferierende

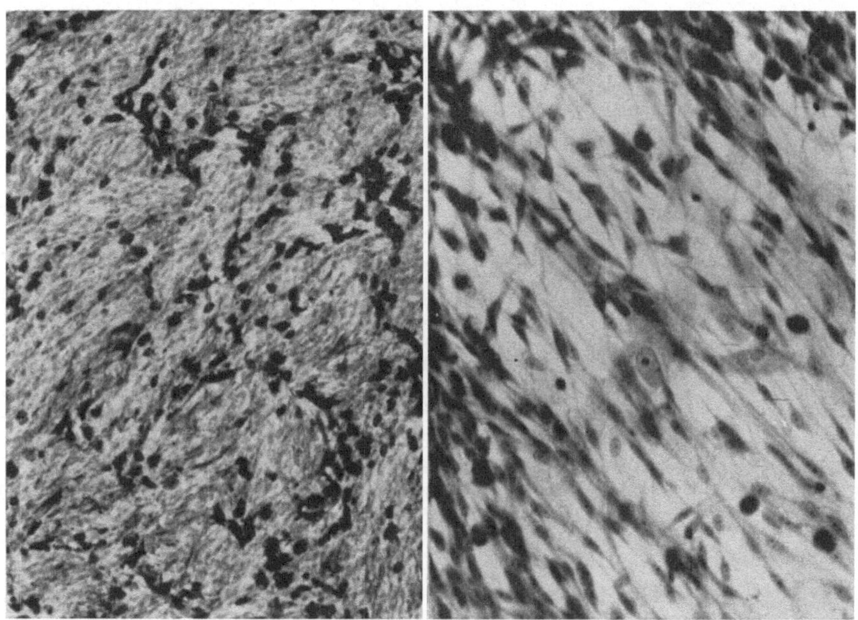

Abb. 97. Links Schnittpräparat eines Melanoblastoms der Aderhaut, H.-E. 120: 1. Rechts Explantatkultur des gleichen Falles nach 8tägiger Inkubation, H.-E. 160: 1

Zellkolonie besteht fast ausschließlich aus langen, schmalen Spindelzellen mit rund- oder längsovalen Kernen, die sich in Form und Größe deutlich von den unterliegenden mesenchymalen Elementen des Gefäßbindegewebes der Geschwulst absetzen. Der Pigmentgehalt der Geschwulstzellen ist unterschiedlich. Stets tritt das Pigment jedoch in der kleinscholligen Form auf. Je nach dem Pigmentreichtum des Ausgangstumors werden auch reine Leukoformen erkannt, die sich cytologisch von den pigmenttragenden Zellen weiter nicht unterscheiden.

Neben diesen, einwandfrei als die eigentlichen Blastomzellen zu identifizierenden Elementen wahrscheinlich neuroektodermaler Herkunft — die Aderhautmelanoblastome leiten sich nach der Meinung REESEs und anderer Autoren von pigmentierten Schwannschen Zellen der kleinen Nervenäste der Aderhaut ab — finden sich in der Kultur dieser Geschwülste drei weitere Formen pigmenttragender Zellen: 1. epitheliale Elemente, die vorzugsweise nach längerer Kultivation auch unpigmentiert angetroffen werden, 2. unregelmäßig gestaltete, mit bizarren Ausläufern versehene Zellen, deren Cytoplasma im Gegensatz zu den vorhergehenden Zellen, die das Pigment im wesentlichen in einer kernnahen Ansammlung

mit sich führen, bis in die feinsten Verzweigungen mit den kleinen ovalären Melanin-
schollen angefüllt ist, 3. pigmenthaltige Makrophagen. Diese, das Melanin nur auf-

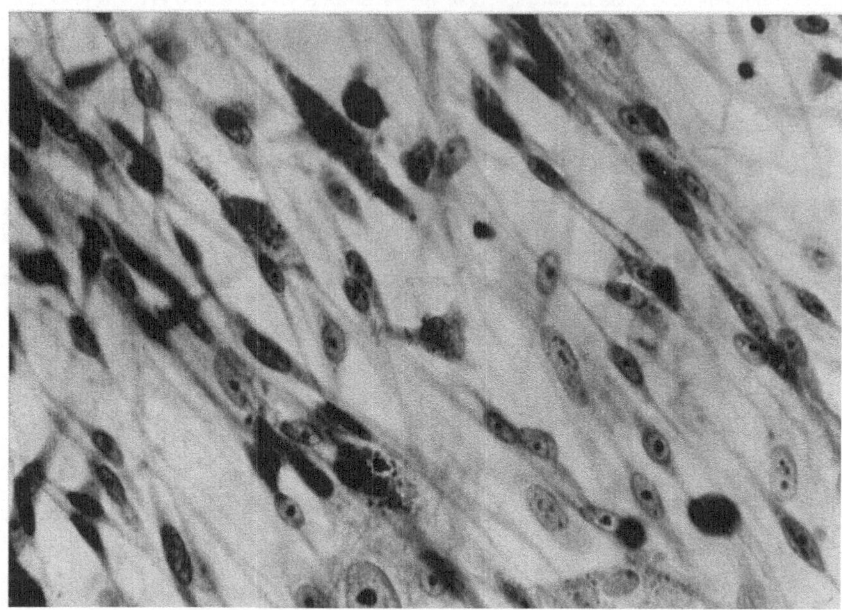

Abb. 98. Vergrößerter Ausschnitt aus Abb. 97, rechts. Außer einigen an ihren mehrfach größeren Kernen und dem
unscharf begrenzten Cytoplasma erkennbaren Fibroblasten vorwiegend cytoplasmaarme Spindelzellen, z. T. pigmen-
tiert. H.-E. 400 : 1

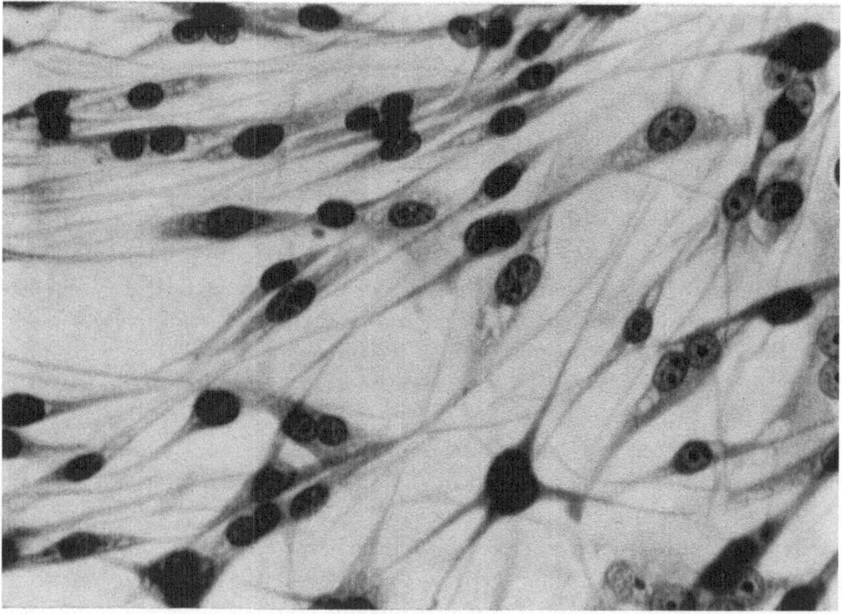

Abb. 99. Ausschnitt aus einem nicht pigmentierten Kulturanteil des gleichen Falles (Leukoform). H.-E. 400 : 1

nehmenden, aber nicht bildenden Zellen sind an der negativen Dopa-Reaktion und der grobscholligen Form des Pigmentes leicht zu erkennen.

Im Gegensatz zu der Auffassung von REESE und EHRLICH, die in ihren Uvea-Melanomkulturen ebenfalls die drei hier demonstrierten pigmentbildenden Zellformen antrafen, sie aber für verschiedene Modulationen einer einzigen Ausgangszelle — der erfahrungsgemäß sehr formvariablen Schwannschen Zelle — halten, haben wir in unseren Kulturen einen Anhalt für eine derartige Gestaltumwandlung

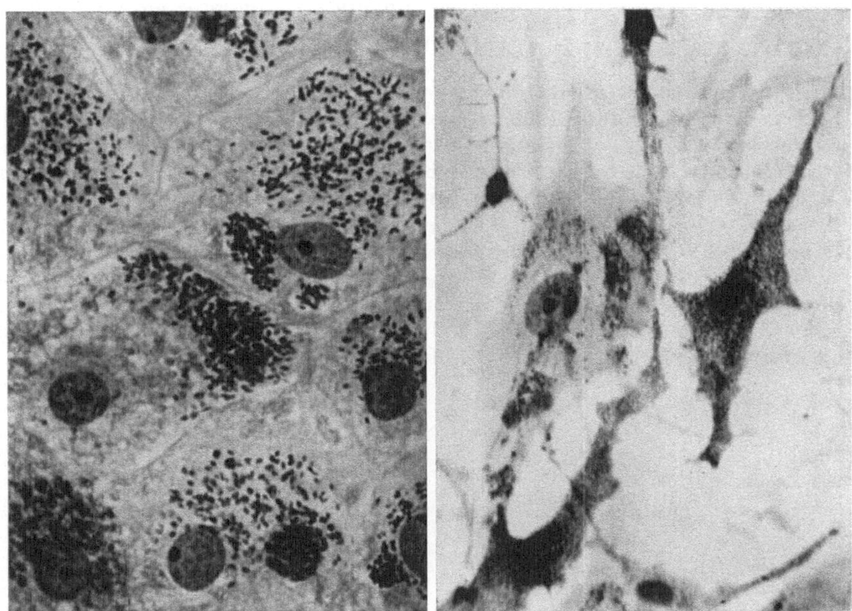

Abb. 100. Links offenbar dem Pigmentepithel der Retina entstammende epitheliale Pigmentzellen in der Kultur eines Melanoblastoms, H.-E. 400:1. Rechts bizarr gestaltete, bis in ihre feinsten Ausläufer mit Pigment angefüllte Aderhautmelanophoren der gleichen Kultur. H.-E. 400:1

bisher niemals erkennen können. Ein Vergleich der Zellkolonien mit dem Schnittpräparat der Geschwülste, den Kulturen anderer Augentumoren sowie normalen Retina- und Aderhautgewebes zeigt eindeutig, daß es sich bei den stets in fleckförmigen Ansammlungen isoliert anzutreffenden epithelialen Pigmentzellen um Abkömmlinge des Retinapigmentepithels handelt, die auch in Kulturen von Retinoblastomen u. a. nicht fehlen. Die "branching cells" REESEs, die immer nur in wenigen Exemplaren vorhanden sind und im Gegensatz zu Geschwulstzellen, Pigmentepithel und Gefäßbindegewebe in vitro keine stärkere Proliferation aufweisen, sind in ihrer Form ein derart getreues Abbild der Melanophoren der Aderhaut, daß an ihrer Identität kaum ein Zweifel besteht.

In unserer Ablehnung eines Gestaltwandels der pigmentierten Schwannschen Zelle als der eigentlichen Geschwulstzelle des Aderhautmelanoblastoms werden wir unterstützt durch das Ergebnis der in vitro-Kultivation eines primären Melanoblastoms eines spinalen Wurzelnerven, das im histologischen Schnittpräparat eindeutig als pigmentiertes Neurinom resp. Schwannom im Sinne MASSONs zu identifizieren ist. Von einer stärkeren Wandelbarkeit der in den Kulturen dieser Geschwulst auftretenden länglichen, mit ebenfalls länglichen Kernen versehenen, pigmenttragenden Schwannschen Zellen überzeugt man sich an keiner Stelle. Die nur geringe Ähnlichkeit dieser sicheren Schwannschen Zellen mit den Geschwulstzellen des Aderhautmelanoms scheint als Ausgangspunkt einer kritischen Überprüfung der herrschenden Lehrmeinung über die Herkunft der Uvea-Melanome nicht ungeeignet, sobald das uns vorliegende Kulturmaterial etwas umfangreicher geworden ist.

13. Die Gewebszüchtung normalen Hirngewebes
(Abb. 101—106)

Angesichts einer cytologischen Ordnung der neuroektodermalen Geschwülste, deren einzelne Stufen vorwiegend mit der Embryogenese des Hirngewebes entlehnten Termini belegt sind, hat eine vergleichend morphologische Untersuchung der in vitro kultivierten Geschwülste und der Gewebekultur embryonalen Hirngewebes ihren eigenen Reiz. Wir verfügen über mehr als 40 Explantationsansätze mit jeweils rund 100 Einzelkulturen embryonalen, neugeborenen, jugendlichen und reifen Hirngewebes von Mensch, Rind, Kaninchen, Ratte, Maus und Huhn. Da eine ausführliche Beschreibung aller morphologischen Eigenarten und der Entwicklung dieser nur geringfügige Artunterschiede aufweisenden Kulturen den Rahmen der vorliegenden Darstellung weit überschreiten müßte, beschränken wir uns im folgenden auf die Abhandlung der Ergebnisse unserer Züchtungen unreifen Hirngewebes, unter ausschließlicher Berücksichtigung der für die Geschwulstentstehung wichtigen Bestandteile.

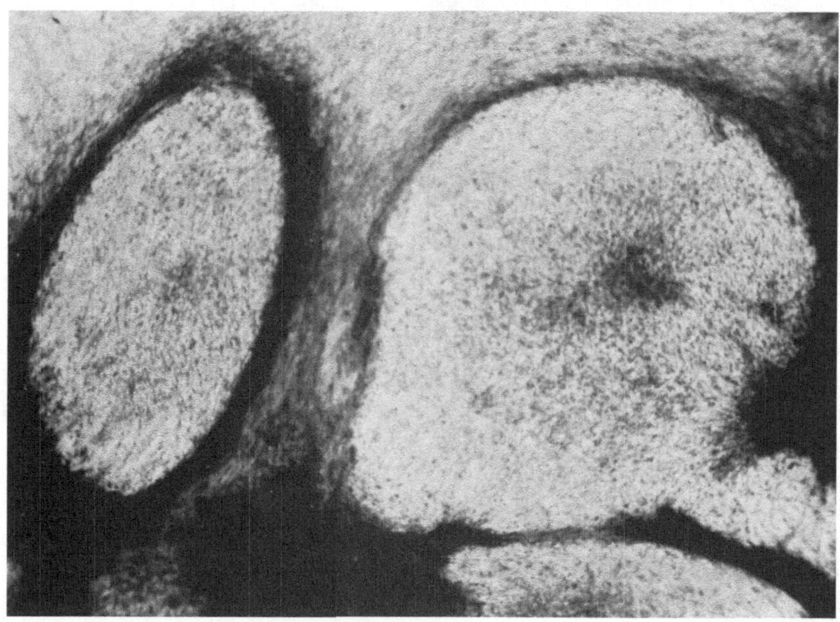

Abb. 101. Übersichtsbild der Hirngewebekultur eines neugeborenen Kaninchens, 3 Wochen nach Explantation. Im rechten Bildteil der typische Aufbau der Hirngewebekultur. In der Mitte der Rest des Explantats, peripher der dunkle Saum der Fibroblastenproliferation, der sich noch weiter nach außen immer mehr verdünnt. Zwischen Explantat und Bindegewebssaum die kreisförmige Kultur der Neuroglia. H.-E. 25 : 1

Die Kultur embryonalen Hirngewebes zeichnet sich gegenüber allen anderen Gewebekulturen durch eine stets wiederkehrende organspezifische, artunabhängige Organisation der entstehenden Zellkolonie aus, wie sie erst kürzlich von POMERAT und Costero am Beispiel der Kleinhirngewebekultur eindrucksvoll demonstriert werden konnte. Nach der Partikelexplantation eines 9—12 Tage alten embryonalen Hühnerhirngewebes oder Teilen des menschlichen Zentralnervensystems aus dem 3.—5. Fetalmonat — womit in etwa die Reifestadien fixiert sind, bei denen in vitro noch eine vollkommene Rückführung der gliösen Anteile auf das Ausgangsniveau des Neuroepithels erwartet werden kann — hat sich in wenigen Tagen das typische kokardenartige Bild mit zentralem Explantat, breiter Zwischenzone und

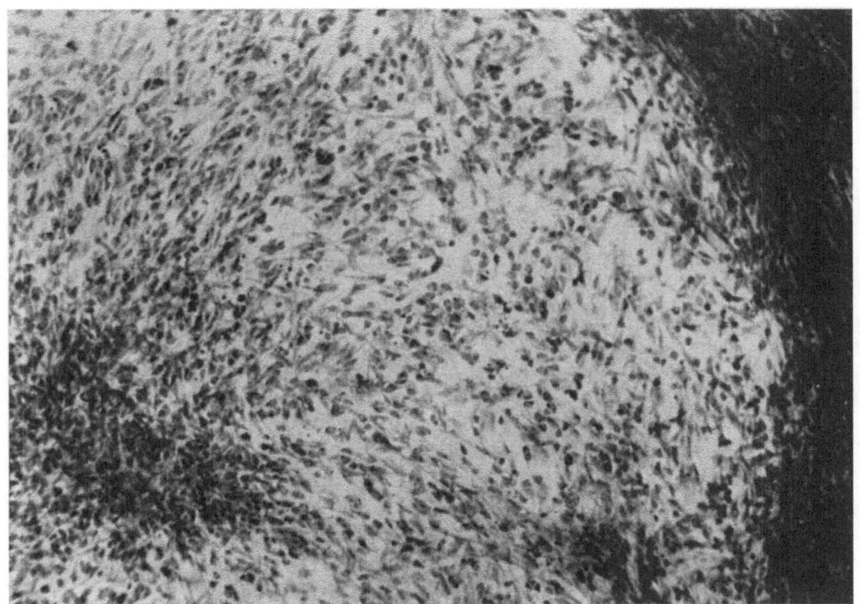

Abb. 102. Ausschnitt aus dem rechten Bildteil von Abb. 101. Zwischen links gelegenem Explantat und rechtsrandständigem Bindegewebssaum die Kultur der hier bereits weit differenzierten Neuroglia und Nervenzellen. H.-E. 100 : 1

peripherem Fibroblastenwall entwickelt, das auch bei monatelanger Kultivation keine wesentliche Veränderung mehr erfährt (Abb. 101 u. 102). Bereits wenige Stunden nach der Explantation wuchernde Fibroblasten legen sich wie ein Ring um die beginnende neuroektodermale Proliferationszone und weichen mit fortschreitendem Kulturwachstum immer weiter peripherwärts zurück. Der zwischen dem sich mehr und mehr abplattenden Explantat und den Fibroblasten gelegene Raum wird primär von rein epithelialen großen Zellen ausgefüllt, die die gemeinsame Vorstufe der sich in vitro differenzierenden gliösen Zellen darstellen. Eine Entwicklung von Nervenzellen aus dem Neuroepithel der Kultur haben wir — ebenso wie Pomerat u. a. — bisher nicht mit Sicherheit feststellen können. Für die innerhalb der Zwischenzone auf der neuroepithelialen Unterlage nach mehrtägiger bis mehrwöchiger Kultivation angetroffenen Haufen größerer und kleinerer Nervenzellen, muß ebensosehr eine einfache Migration aus dem Explantat in Erwägung gezogen werden, da ihr Auftauchen nicht mit einem Verlust des Neuroepithels am gleichen Ort verbunden ist wie bei den gliösen Zellen. Die in vitro ohne Zweifel weiter ausgereiften und ebenso wie alle anderen kultivierten Zellen in ihrem Flächeninhalt erheblich vergrößerten motorischen Nervenzellen — ein Vergleich mit dem Schnittpräparat des Ausgangsgewebes erlaubt eine schnelle Orientierung über den Grad der vorhanden gewesenen Differenzierung — lassen zumeist eine zentrale Tigrolyse erkennen (Abb. 103). In Analogie zur retrograden Zellveränderung nach Axondurchtrennung ließe sich hier eine strukturelle Adaptation an den funktionslosen Zustand diskutieren. Die kleinen Nervenzellen der Rinde lassen meist einen plexiformen Aufbau der Verbände mit sich durchflechtenden

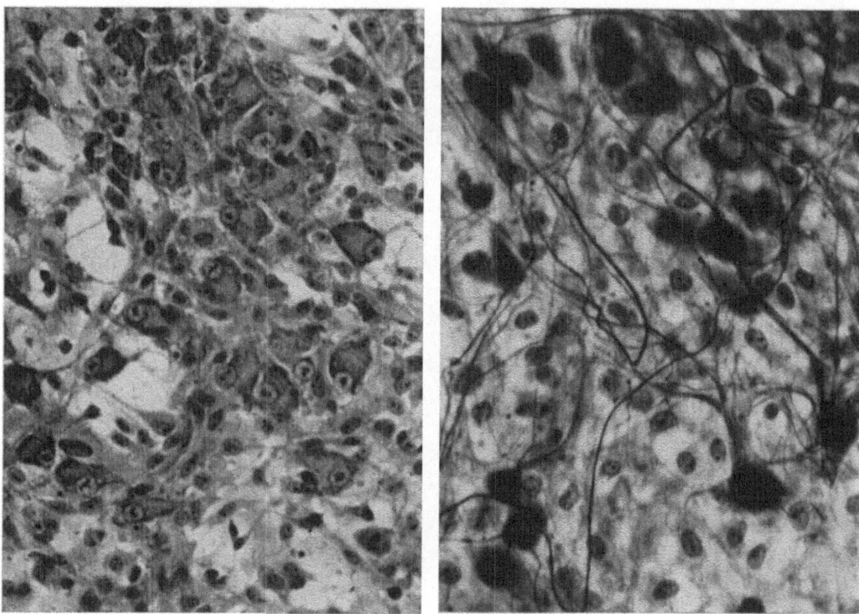

Abb. 103. Zwischen Explantat und Bindegewebssaum erkennt man auf der Unterlage der Neuroglia oder ihrer Vorstufe des Neuroepithels Haufen aus dem Explantat ausgewanderter Nervenzellen, die — abgesehen von einer zentralen Tigrolyse — ihre Zellform in vitro gut konservieren. Links H.-E. 160 : 1, rechts Silberimprägnation nach BODIAN, 160 : 1

und verzweigenden Bündeln feiner und feinster Neurofibrillen erkennen. Normalanatomisch von besonderem Interesse ist die von HILD mitgeteilte und in unseren Untersuchungen bestätigte Beobachtung, daß die in den beschriebenen Kulturen, vor allem bei gleichzeitiger Explantation sensibler Ganglien (Ganglion Gasseri, Spinalganglien) auftretende Neuritenproliferation die Grenze zwischen Neuroepithel und Fibroblastenwall nicht überschreitet, sondern die Axone an dieser Stelle scharf abknicken, so, als ob sie zu ihrer Proliferation die gliöse Unterlage benötigen (weitere Einzelheiten über das Verhalten der Nervenzellen in vitro s. bei BAUER, HILD, MURRAY, LEVI u. a.).

Wie die folgenden Abbildungen demonstrieren, setzt nach etwa 8 tägiger Kultivationsdauer die allmähliche Umwandlung des Neuroepithels ein. Man erkennt eine zunehmende Auflockerung des Zellverbandes mit der Ausbildung zunächst weniger, später zahlreicherer Zellfortsätze. Die im Falle der astrozytären Differenzierung unveränderten Zellkerne werden exzentrisch verlagert; die Zellen erhalten dadurch den für die protoplasmatische Astroglia charakteristischen ausladenden

Zelleib, der sich zunehmend verkleinert, bis schließlich das Übersichtsbild eines
vorwiegend aus Astrocyten unterschiedlicher Größe bestehenden Zellverbandes

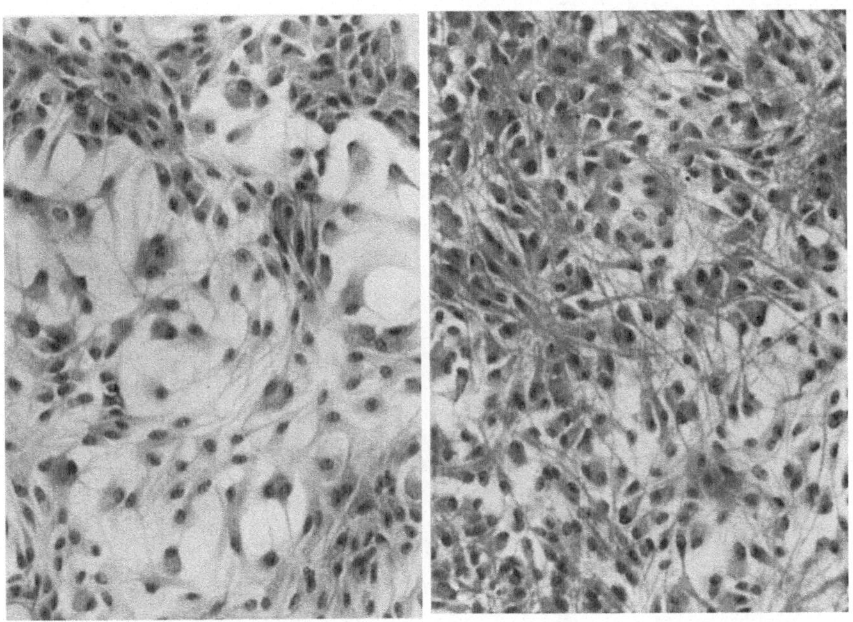

Abb. 104. Zunehmende Umwandlung des Neuroepithels nach 14tägiger Inkubation. Man erkennt reichlich unreife
Neuroepithelzellen und Vorstufen astrocytärer Zellen. H.-E. links 160, rechts 100: 1

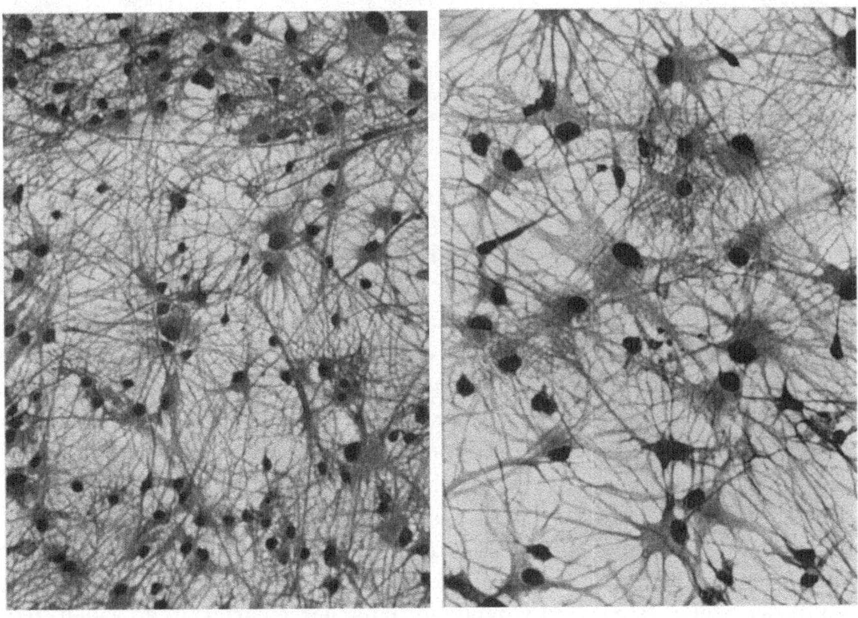

Abb. 105. Weitgehend ausdifferenzierte Astroglia aus der 3 Wochen alten Explantatkultur von Großhirngewebe
eines 10 Tage bebrüteten Hühnerembryos. In den Maschen der astrocytären Netzwerke reichlich kleine, oligoden-
drogliöse Zellen. Silberimprägnation nach BODIAN, 100 resp. 160: 1

Kersting, Hirngeschwülste   7

entsteht, der mit der Unzahl feiner, sich durchflechtender, protoplasmatischer Zellausläufer das aus dem Schnittpräparat wohlbekannte Bild einer frischen reparatorischen Astrogliawucherung imitiert. In dem dichten Netzwerk dieser gliösen Zellverbände erkennen wir zahlreiche kleinere, offenbar der Oligodendroglia zuzuordnende Zellelemente mit dichtem, rundlichem Kern, wenig Cytoplasma und einer geringen Fortsatzzahl. Anhand der Kernverkleinerung und -verdichtung sowie der stärkeren Schrumpfung des Zelleibes läßt sich gelegentlich bereits im

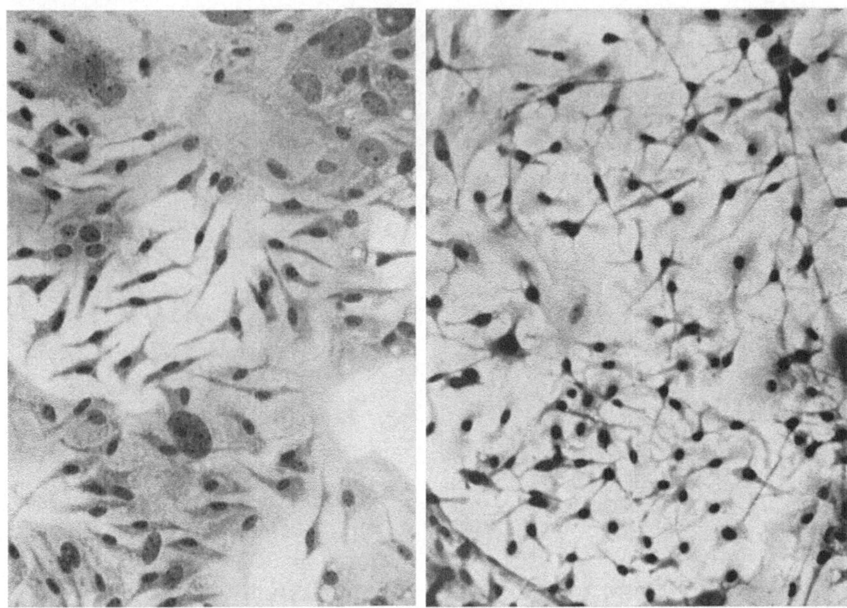

Abb. 106. Links Ausschnitt aus einer Kultur embryonalen Mäusehirngewebes, in der aus dem neuroektodermalen Epithel Zellen entstehen, die eine große Ähnlichkeit mit mikrogliösen Makrophagen aufweisen, H.-E. 160 : 1. Rechts Ausschnitt der gleichen Kultur mit einem Areal kleiner, multipolarer, der Oligodendroglia ähnlicher Elemente. H.-E. 100 : 1

frühen Entwicklungsstadium der Kultur eine Unterscheidung in Astrocyten- und Oligodendrogliavorstufen treffen, obwohl wir LUMSDEN beipflichten müssen, wenn er darauf hinweist, daß in Kulturen embryonalen Hirngewebes die sichere morphologische Differenzierung zwischen Astro- und Oligodendroglia sehr schwierig sein kann. Gleiche Schwierigkeiten haben sich erst kürzlich bei der Deutung elektronenoptischer Schnittpräparate des normalen Zentralnervensystems ergeben. Die Verhältnisse sind keineswegs immer so klar wie in den hier vorgelegten Abbildungen. Nicht selten erkennen wir in der Zwischenzone von Hirngewebekulturen Partien, bei denen nicht einmal eine Entscheidung darüber möglich ist, ob es sich um gliöse oder nervöse Zellelemente handelt. Bemerkenswert erscheint uns Abb. 106, die eine Beobachtung wiedergibt, die uns nur selten begegnet und die von anderen Autoren bisher nicht erwähnt wurde. Es handelt sich um einen Ausschnitt aus dem sich umwandelnden Neuroepithel. Während wir sonst gewohnt sind, an dieser Stelle Astro- und Oligodendroglia sich entwickeln zu sehen, haben die hier entstehenden Zellen die typische Form mikrogliöser Makrophagen. In Anbetracht der noch ungeklärten Genese der Mikroglia und der Diskussion um ihre neuroektodermale (METZ und SPATZ) oder mesenchymale (HORTEGA) Herkunft könnte derartigen Beobachtungen eine große Bedeutung zukommen. Für eine eindeutige Stellungnahme halten wir unsere Befunde jedoch noch nicht für ausreichend.

Zusammenfassende Beurteilung

Wir versuchen zunächst eine Beantwortung der eingangs gestellten Fragen, um uns abschließend einigen allgemeineren Problemen der in vitro-Kultivation menschlichen Geschwulstgewebes zuzuwenden.

1. Die Proliferationsgeschwindigkeit der Hirngeschwülste in vitro

Die Wachstumsrate, d. h. die Schnelligkeit der Zellvermehrung in vitro, ist für die verschiedenen Hirngeschwulstarten unterschiedlich. Sie folgt nicht resp. nur unvollkommen der Wachstumsgeschwindigkeit der Geschwülste in situ. Da absolute Zahlen auf andere Kultivationsbedingungen nicht übertragbar sind, müssen wir uns auf die Angabe der Relationen beschränken.

Die größte Wachstumsintensität zeigen die permanenten Zellstämme unmittelbar nach der Trypsination und Neuaussaat. Sie werden lediglich von den in vitro besonders schnell wachsenden Meningeomen, einem Teil der fusiformen Glioblastome sowie dem embryonalen Hirngewebe in den ersten Kultivationstagen erreicht. Es folgen das Gros der Glioblastome, die zellreichen Astrozytome, Kleinhirnastrozytome, Craniopharyngeome, Ependymome, Papillome, epitheliale Metastasen und reifes Organgewebe wie Nierenepithelien u. ä. Die ebenfalls in diese mittlere Gruppe gehörenden Neurinome zeichnen sich außerdem durch eine exzessive, das Explantat bereits nach wenigen Stunden mit einem breiten Saum umgebende Migration von Makrophagen aus. Es folgen die Oligodendrogliome und mit größerem Abstand beschließen Hypophysenadenome, Medulloblastome und fibrilläre Astrozytome die Reihe.

Aus dieser Folge resultiert, daß der Proliferationsgeschwindigkeit in vitro keine wesentlichen Hinweise für das Verhalten der Geschwulst in situ zu entnehmen sind. Mittelbare Rückschlüsse auf biologische Gut- oder Bösartigkeit ergeben sich nicht. Die Angaben LUMSDENs, daß entsprechend dem "Grading" KERNOHANs in den niederen Malignitätsstufen (I und II) der Astrozytome die Proliferationsgeschwindigkeit der Geschwulstzellen geringer sei als die des Mesenchyms, während in den hohen Malignitätsstufen (III und IV) der Glioblastome das Verhältnis umgekehrt sei, können wir nicht bestätigen. Sie würden auch eine stets gleichmäßige Proliferationsgeschwindigkeit der mesenchymalen Fibroblasten voraussetzen. Unsere an einer mehrfach größeren Anzahl von Astrozytomen und Glioblastomen erhobenen Befunde zeigen immer wieder, daß die mesenchymale Proliferation in Astrozytomen, Spongioblastomen und Oligodendrogliomen sehr gering sein kann und meist nicht auffallend schneller verläuft als die Wucherung der Geschwulstzellen. Hingegen sehen wir in Glioblastomkulturen nicht selten eine ausgedehnte und überstürzte Proliferation des Gefäßbindegewebes, die der Wachstumsgeschwindigkeit der blastomatösen Gewebsbestandteile nur wenig nachsteht. Angesichts der paradoxen Unterschiede zwischen Meningeomen und Medulloblastomen — um nur die Extreme zu markieren — scheint uns eine Überbewertung der geringen Differenzen in der Wachstumsgeschwindigkeit vor allem der zellreichen Astrozytome

und Glioblastome zum Zweck einer prognostisch verbindlichen Malignitätseinstufung nicht vertretbar.

2. Die Erhaltung geschwulstcharakteristischer Strukturen in vitro

Die in den Arbeiten aller mit Fragen der Gewebszüchtung befaßten Autoren
an irgendeiner Stelle vorhandene Aussage, daß in vitro alle Gewebe eine zunehmende Entdifferenzierung erleiden, verlangt wegen ihrer Mehrdeutigkeit eine
ausführlichere Besprechung. Der von COSTERO, POMERAT u. Mitarb. in diesem Zusammenhang geprägte Begriff von der *Nomicoplasie* in vitro kultivierter Zellen —
ihrer *gesetzmäßigen Dedifferenzierung* — hat den Eindruck entstehen lassen, daß
für diese *gesetzmäßige* Entdifferenzierung gleichsam allgemeinverbindliche Regeln
oder Muster aufgestellt werden können. Diese simplifizierte Vorstellung wird der
Komplexität und Vielfalt der auf das kultivierte Gewebe einwirkenden Faktoren
und der daraus resultierenden, sich in der Formbildung der Zellen und Zellverbände ausprägenden Reaktionsmöglichkeiten der lebenden Substanz nicht annähernd gerecht. Am Beispiel der Meningeomgewebekulturen haben wir 1957
zeigen können, wie sehr die Gesetzmäßigkeit der von COSTERO u. Mitarb. beschriebenen Transformation der Arachnothelzelle zum Fibroblasten von der angewendeten Kultivationstechnik abhängt und im Grunde lediglich auf die Explantatkultur
mit hoher Wachstumsintensität zutrifft (s. u.).

LUMSDEN hat die Veränderungen, die in vitro proliferierendes Gewebe gegenüber der Struktur des Ausgangsmaterials erleidet, unter zwei Gesichtspunkten
geordnet. Er unterscheidet eine „Disorganisation" des Zellverbandes, die vor
allem bei kultiviertem Normalgewebe außerordentlich groß ist, und eine eigent-
liche, sich auf cellulärem Niveau abspielende „Dedifferenzierung", die bei der von
uns angewendeten Technik zumindest über Wochen und Monate hinaus kein
wesentliches Ausmaß erreicht, wie die Kultivationen pigmentbildender Zellen und
des unreifen Hirngewebes beispielhaft demonstrieren. Wir halten diese Unterscheidung für besonders glücklich, vor allem im Hinblick auf die Kultivation der Hirngeschwülste, da wir es hier mit einem bereits in situ hochgradig disorganisierten —
abgesehen von den Glioblastomen — jedoch zellstrukturell nur wenig entdifferen-
zierten Ausgangsmaterial zu tun haben.

Überlegungen über die variablen Beziehungen zwischen geweblicher und cellulärer Entdifferenzierung, zwischen Disorganisation und Dedifferenzierung, haben
nur dann einen Sinn, wenn es sich bei der in vitro-Kultivation normaler oder pathologisch veränderter Organbestandteile wirklich um eine *Gewebs*züchtung und nicht
von vornherein nur um die Kultivation einer ungeordneten Masse von Einzelzellen
handelt, wie es insbesondere von WHITE seit langem vertreten wird. Daß nur in
Geweben oder gewebsähnlichen Strukturen nach einer erlittenen Disorganisation
geforscht werden kann, nicht aber in völlig ungeordneten Ansammlungen von
Einzelzellen, ist einleuchtend. Wenn WHITE die Bezeichnung „Gewebekultur"
(tissue culture) durch „Zellkultur" (cell culture) ersetzt, weil er den Begriff des
Gewebes nur auf solche Zellverbände angewendet wissen möchte, die über ein
Gefäßsystem verfügen, so können wir ihm in diesem Punkt nicht folgen. Da das
Wesen der Gewebszüchtung ja gerade darin besteht, das innere Milieu des Gewebes
durch das äußere Nährmedium zu ersetzen, kann es nicht sinnvoll sein, das im

Experiment ersetzte Charakteristikum als entscheidendes Kriterium für die Einordnung des Zellverbandes zu belassen. Wir halten es für vorteilhafter, der Auffassung jener Autoren zu folgen, denen das Vorhandensein einer deutlichen Organisation des in vitro proliferierenden Zellverbandes ein ausreichendes Merkmal für den *Gewebs*charakter der Kultur ist. Wir können auf die sorgfältige Herausarbeitung der den proliferierenden Zellverbänden in vitro immanente Organisation um so weniger verzichten, als sie in den meisten Fällen für die cytologische Einordnung der Einzelzellen entscheidender ist als die morphologischen Eigenschaften der Einzelzelle selbst. *Der Aufbau des Zellverbandes bestimmt die Zuordnung der Einzelzelle.* Diese morphologische Grundregel gilt in vitro wie in situ. Ihre Mißachtung führt — ein Beispiel für viele — immer wieder zu aufsehenerregenden Berichten über die erfolgreiche Vermehrung und Subkultivation reifer Nervenzellen u. dgl., in denen dann meistens die bekannten Bilder isolierter pyramidenzellartiger Riesenfibroblasten fehlgedeutet werden, usw.

Daß selbst Kolonien trypsinierter Einzelzellen über charakteristische Organisationen verfügen können, zeigt das Beispiel der Meningeomkultivation. Unter Umständen geben sich Reste derartiger Organisationen erst nach Belastung der Kultur zu erkennen, wie wir selber durch die unterschiedlichen *Sekundär*veränderungen nach verschiedenen Virusinfektionen trypsinierter Nierenepithelkulturen demonstrieren konnten.

Beschreibung und Illustrationen unserer Hirngeschwulstkulturen lassen erkennen, daß die — in der Hirngeschwulstpathologie gemeinhin als Primärstrukturen bezeichneten — rudimentären Organisationen der Geschwülste in den Zellverbänden der Kultur immer dann erhalten bleiben, wenn es sich um autochthone Eigentümlichkeiten der Gewebe handelt und nicht um sekundär als Folge von Kreislaufstörungen u. ä. aufgetretene Alterationen, die im Schnittpräparat ebenso wie die Primärstrukturen als geschwulstcharakteristisch gelten können (Pseudopallisaden an strichförmigen Nekrosen der Glioblastome usw.). Diese Regel gilt mit zwei Einschränkungen:

a) Alle geschwulstcharakteristischen Formationen, die in situ auf das Gefäßsystem der Geschwulst bezogen sind — Strahlenkronen des Ependymoms, Pseudopapillen der Astroblastome u. a. —, müssen im in vitro neugebildeten Zellverband notwendigerweise fortfallen. Wo sie dennoch auftauchen (Costero und Pomerat, 1955, Ependymome), liegt der Verdacht nahe, daß es sich um überlebende präexistente und nicht um neuformierte Strukturen handelt. Die nur angedeutete Rosettenbildung in unseren Ependymomkulturen, die infolge des fehlenden Zentralgefäßes unvollendet bleibt, dürfte die weitest mögliche Adaptation der primären Ependymomstruktur an die in vitro-Verhältnisse darstellen.

b) Alle autochthonen, gefäßunabhängigen, geschwulstcharakteristischen Formationen treten in vitro in ihrem zweidimensionalen Äquivalent auf. Diese zunächst selbstverständlich klingende Feststellung umschreibt eines der interessantesten Phänomene, das uns zuerst bei der Kultivation der Meningeome, später auch bei der Züchtung frühembryonalen Hirn- und Retinagewebes sowie anderer Hirngeschwülste begegnete. Die komplikationslose Rückführung der dreidimensionalen Zwiebelschale des Meningeoms und der walzen- und kugelartigen Anordnung der Neuroblasten des Neuralrohres und der Augenanlage auf den einschichtigen Zellkreis oder die monocelluläre Primitivrosette in vitro ist keineswegs selbstverständlich. Es wäre ebenso vorstellbar, daß die formativen Potenzen der Gewebe so fest an das Vorhandensein adäquater Bedingungen geknüpft sind, daß eine derartige Adaptation grundsätzlich ausgeschlossen wird. In der Tat bringen die meisten Organgewebe in vitro eine formerhaltende Adaptation nicht zustande, woraus wir schließen, daß die Organisationsreste der Hirngeschwülste, verglichen mit den funktionsabhängigen Organisationen der Organe, besonders fest im cellulären Niveau verankert sind.

Normales Nierengewebe in vitro bildet keine tubulären Äquivalente, und die zahlreichen Versuche, durch die Implantation und Proliferation von Nierengewebe in den langgestreckten Hohlräumen eines Naturschwammes tubuläre Gebilde entstehen zu lassen, bieten offensichtlich nur eine Scheinlösung, da echte Dreidimensionalität an das innere Milieu eines Gefäßsystems gebunden ist.

Betrachten wir unter den hier skizzierten Gesichtspunkten erneut die Illustrationen unserer Hirngeschwulstkulturen, so erkennen wir — abgesehen von den bereits genannten Beispielen — eine rudimentäre Wiederkehr geschwulstcharakteristischer Organisationen in der bündelartigen Zusammenfassung der Spongioblasten des Kleinhirnastrozytoms (Abb. 11) und der Trabantzellbildung des Oligodendroglioms (Abb. 15), in der reticulären Struktur der Astrozytome (Abb. 22/25) und den rosettenartigen Formationen der Ependymomkultur (Abb. 63). Sie sind es, die eine Differentialdiagnose der Geschwülste in vitro erlauben. Lediglich die Glioblastome, deren Schnittpräparat im wesentlichen erst durch Sekundäralterationen charakterisiert wird, lassen in vitro deutliche Organisationsrudimente vermissen. Wir diagnostizieren sie aus ihren cellulären und nucleären Anaplasien (Abb. 40—42).

Durch funktionelle Zusammenhänge geprägte Organisationsprinzipien können in vitro durch neuartige, nicht weniger charakteristische Organisationen ersetzt werden, ohne daß eine stärkere celluläre Entdifferenzierung stattfindet. Die Kultur unreifen Hirngewebes kann hier als typisches Beispiel gelten.

Proliferationsgeschwindigkeit und Differenzierungsniveau eines Zellverbandes sind einander gegensinnig zugeordnet. Diese Regel gilt in situ wie in vitro. Wer aus der Explantatkultur mit hoher Wachstumsintensität den Grad der erlittenen geweblichen und cellulären Entdifferenzierung zu erschließen versucht, muß notwendigerweise zu übertrieben einseitigen Ergebnissen kommen, die alle die Stärke der Entdifferenzierung betonen. Wir haben daher für unsere eigenen Untersuchungen eine zweizeitige Beobachtung der Kulturen eingeführt. Durch eine veränderte Zusammenstellung der Nährflüssigkeit (kontinuierliche Vergrößerung des Fruchtwasseranteils) gelingt es leicht, die abundante Initialproliferation der Kultur nach einiger Zeit abzubremsen und die neugebildete Zellkolonie in eine stationäre Phase zu überführen, in der nun erstmals Zeichen cellulärer und geweblicher Ausreifung sich zu erkennen geben, die bisher nicht vorhanden waren.

Verglichen mit dem leicht erkennbaren Grad der Disorganisation ist eine zunehmende Dedifferenzierung der Einzelzellen — worunter der bleibende Verlust ihrer charakteristischen morphologischen und funktionellen Eigenschaften verstanden wird — in vitro meist nur sehr schwer zu beurteilen. Die Beziehungen zwischen geweblicher und cellulärer Entdifferenzierung sind in den Schnittpräparaten der Hirngeschwülste ebenso wenig konstant wie bei den Geschwülsten der übrigen Körperorgane. In vitro sind die Verhältnisse ähnlich. Hohe Disorganisation kann mit geringer Dedifferenzierung einhergehen, eine hochgradige Dedifferenzierung ist jedoch ebenso wie eine gesteigerte Anaplasie zumeist mit einer stärkeren Disorganisation des Gewebszusammenhanges verbunden.

Da das künstliche Milieu der Kultur — insbesondere die Rückführung der organeigentümlichen Dreidimensionalität auf die zwei Dimensionen des Deckglasstreifens — an die kultivierte Zelle erhebliche mechanische Anforderungen stellt,

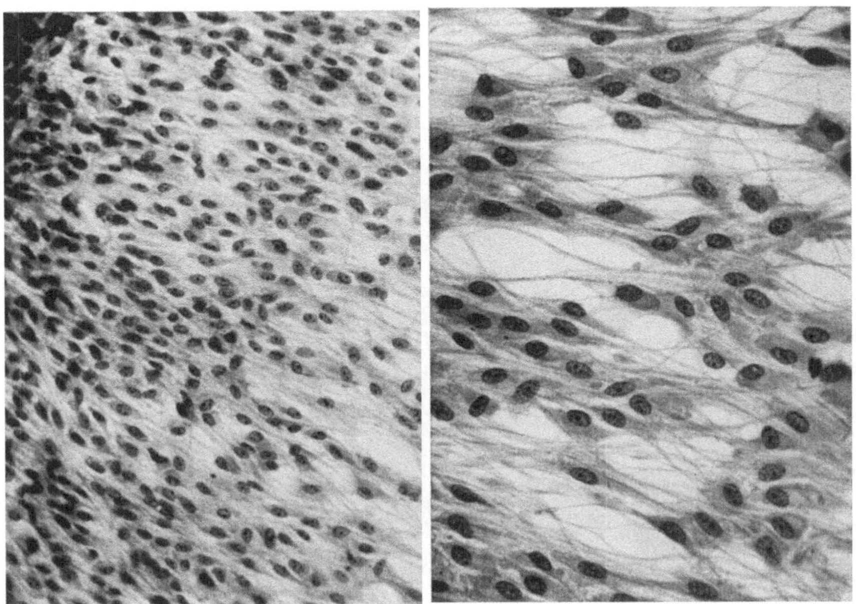

Abb. 107. Kultur eines zellreichen Großhirnastrozytoms. Links 8 Tage nach Explantation z. Z. der stärksten Proliferation, H.-E. 80 : 1. Rechts 14 Tage nach Explantation, 2 Tage nach Umstellung der Nährflüssigkeit, H.-E 160 : 1

deren deletären Einflüssen sie in der Regel nur durch eine wesentliche Formänderung entgehen kann, sagt eine gegenüber dem Prototyp des Schnittpräparates vereinfachte Zellform in vitro nur wenig über den Grad einer infolge der Kultivation eingetretenen cellulären Entdifferenzierung aus. In einigen Fällen, in denen sich wie bei den Astroblastomen an eine intiale Indifferenzphase der Zellformen eine Wiedergewinnung der ursprünglichen Zellgestalt anschließt, wird man aus diesem Vorgang auf eine Erhaltung des Differenzierungsniveaus schließen dürfen. Das Gros der Fälle bleibt jedoch infolge Fehlens geeigneter Methoden, strukturell anders adaptierten Zellen ihre verborgene Funktionsfähigkeit abzulesen, unbestimmbar.

Es bleiben zum Studium der Entdifferenzierungsfrage daher nur jene Zellen, deren spezielle Funktion ein sichtbares Endprodukt hinterläßt. Das sind vor allem die pigmentbildenden Zellen, deren Produktion in keiner wesentlichen Abhängigkeit steht von den besonderen mechanischen oder funktionellen Gegebenheiten des Organgefüges, wie etwa die Bildung von Intercellularsubstanz, Gliafibrillen o. dgl., da deren komplikationslose Bildung unter den Bedingungen der Kultur aus den dargelegten Gründen eben nicht erwartet werden kann.

Ungleich dem Pigmentepithel der normalen und embryonalen Retina, das in vitro die Melaninproduktion auch in unseren eigenen Untersuchungen meist nach einer Reihe von Vermehrungscyclen einstellt, haben die von uns in den vergangenen Jahren kultivierten Melanoblastome der Uvea auch nach monatelanger, stetiger Zellvermehrung ihre Fähigkeit zur Melaninproduktion nicht verloren. Pigmentlose Anteile der Geschwulst (Leukoformen) ließen in vitro von vornherein

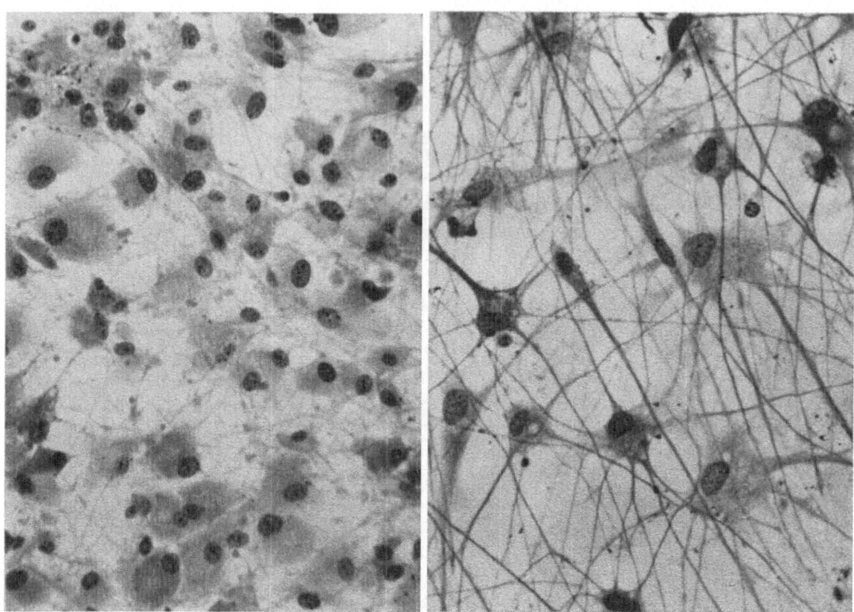

Abb. 108. Gleicher Fall wie Abb. 107. 6 Wochen nach Explantation, 4 Wochen nach Umstellung der Nährflüssigkeit. Links H.-E., rechts Silberimprägnation nach BODIAN. 160 : 1

eine Pigmentbildung vermissen. Gewiß kann dieses Ergebnis nicht ohne Vorbehalt auf die gliösen Geschwülste übertragen werden, aber wenn wir bei den zellreichen Astrozytomen immer wieder erleben, wie unter der Verdünnung des Nährmediums die vorher in der Proliferationsrichtung orientierten, länglichen Zellen sich mehr und mehr zu strahligen Astrocyten umwandeln, um weit über den Prototyp des Schnittpräparates hinaus sich der Kulturform der normalen Astroglia anzunähern, so daß das Ganze dem Vorgang einer Rückdifferenzierung nicht unähnlich ist, wird man mit großer Wahrscheinlichkeit annehmen dürfen, daß die celluläre Entdifferenzierung in der Primärkultur — permanente Zellinien müssen ganz anders beurteilt werden — menschlicher Hirngeschwülste zumindest in den ersten zwei Monaten keine wesentliche Rolle spielt (Abb. 107/108).

Diese Annahme wird nicht unwesentlich gestützt durch das Ergebnis elektronenoptischer Untersuchungen, die in unserem Material keinen Hinweis dafür zu erbringen vermochten, daß unter der Kultivation eine Entstrukturierung der geformten Cytoplasmabestandteile stattfindet.

Über die in den Kulturen der Hirngeschwülste auftretenden Anaplasien von Kern und Cytoplasma ist an dieser Stelle nichts auszuführen. Die erst kürzlich von HAMPERL gegebene Darstellung der Anaplasien der Organgeschwülste ist mutatis mutandis auch auf die Hirngeschwülste übertragbar und ebenso für die Verhältnisse in vitro zutreffend.

3. Cytologische Homogenität und Heterogenität der Hirngeschwulstkultur

Die Frage nach der cellulären Einheitlichkeit der Hirngeschwulstkulturen erwartet gleichzeitig eine Antwort auf die Frage nach der Berechtigung cytologischer Klassifikation. Es muß daher vorausgeschickt werden, daß die Methode der Gewebszüchtung zur *entscheidenden* Beantwortung dieser letzten Frage ungeeignet ist. Die Anwendung einer cytologischen Methode kann niemals ein nicht-cytologisches Ergebnis haben. Das aber wäre die notwendige technische Voraussetzung für eine vorurteilsfreie sachgerechte Untersuchung. Wir können daher an dieser Stelle lediglich die in den einzelnen Kapiteln aufgetretenen Indizien zusammenfassen, die geeignet sind, unsere eingangs präzisierte Auffassung von der Brauchbarkeit einer cytologischen Klassifikation der Hirngeschwülste zu stützen, wobei wir nicht verkennen, daß damit keineswegs alle der individuellen Blastomeigenschaften des Schnittpräparates erfaßt werden (s. a. PETERS).

Die cytologische Klassifikation (BAILEY-CUSHING, modifiziert nach ZÜLCH) ist als Ordnungsprinzip auf die Gewebekulturen der Hirngeschwülste nach unseren Erfahrungen ohne Einschränkung anwendbar. Dabei hat sich gezeigt, daß das Bild der Zellen und Zellverbände der einzelnen Hirngeschwulstarten durch den Fortfall der in situ vorhandenen *individuellen* Einflüsse unter den standardisierten Bedingungen der Kultur einheitlicher ist als die entsprechenden Schnittpräparate. Hier macht sich insbesonders das Fehlen der im Schnittpräparat oft störenden regressiven Gewebs- und Zellveränderungen vorteilhaft bemerkbar. Dem histologischen Schnittpräparat der Ausgangsgeschwülste entsprechend zeigen Spongioblastome, Oligodendrogliome, Astrozytome sowie fusiforme und globuliforme Glioblastome in den einzelnen Zellformen jedes individuellen Blastoms eine weitgehende Übereinstimmung, die lediglich bei den Oligodendrogliomen durch das Auftreten einzelner Astrocyten durchbrochen wird, wobei wir uns bisher jedoch noch nicht davon zu überzeugen vermochten, daß es sich bei diesen Astrocyten in Oligodendrogliomkulturen wirklich um blastomatöse Elemente handelt. Nicht vorherzusehen und daher bemerkenswert sind indessen unsere entsprechenden Beobachtungen bei den polymorphen Glioblastomen.

Die gliösen Mischgeschwülste nach der intracerebralen Implantation stäbchenförmiger Cancerogene (s. ZIMMERMANN u. a.) dürfen mit großer Wahrscheinlichkeit als das Resultat einer heteromorphen Entstehung gedeutet werden (s. o.). Sie werden ventrikelnah als ependymomartig, im tiefen Marklager als astrozytomartig und subcortical oder cortical als oligodendrogliomartig geschildert. Die bösartigen Glioblastome des Menschen zeigen eine ähnliche Unregelmäßigkeit und Vielgestaltigkeit ihres geweblichen Aufbaus. Die verschiedenen Partien eines Großhirnglioblastoms können so unterschiedlich sein, daß Zweifel an seiner Identität bestehen. Folgt man der durch die histogenetische Theorie nahegelegten Auffassung, dieser heteromorphe Aufbau sei die natürliche Konsequenz der Entstehung der Geschwulst aus unterschiedlichen Gewebselementen, so wäre zu fordern, daß bei der Explantation kleinster Gewebsstückchen von nur wenigen Einzelzellen aus den verschiedenen Partien des Ausgangstumors die sich in vitro bildenden

Kolonien je nach ihrer Herkunft einen im Zellbild unterschiedlichen Aufbau zeigen müßten.

Das ist bei der Ex- und Transplantation der experimentellen Mäusegliome als Rollkultur oder auf die Chorioallantois des Hühnerembryos in der Tat der Fall. Der Aufbau der Tochterkolonie folgt hier der cellulären Regionalstruktur des Ausgangsgewebes. Aus der experimentellen Mischgeschwulst entstehen unterschiedliche, cellulär weitgehend homogene Tochtergeschwülste.

Polymorphe menschliche Glioblastome tun das in keinem Fall. Die 80—120 Einzelkulturen eines individuellen Glioblastoms sind — gleichgültig, welcher Region sie entstammen — untereinander völlig gleich. Cellulär homogen sind sie nur in seltenen Fällen, es kommt jedoch nicht vor, daß einzelne Kulturen astrozytär, andere riesenzellig, dritte fusiform oder globuliform proliferieren. Die unterschiedliche Zellgestalt des Ausgangstumors kehrt in der Kultur wieder, allerdings nicht in einem Unterschied von Zellkolonie zu Zellkolonie. Die in vivo *regional* verstreuten Zellformen treten in vitro in *jeder* Einzelkultur auf.

Wir haben aus dieser Tatsache zu schließen, daß das Glioblastom des Menschen grundsätzlich anders entsteht als die experimentelle gliöse Mischgeschwulst der Maus nach intracerebraler Einlage eines Methylcholantrenstiftes. Während hier die Geschwulst in der Tat aus einer primären Proliferation zahlreicher heteromorpher, dem cancerogenen Körper benachbarter Gliazellen zu entstehen scheint, unterstreicht das Ergebnis unserer Explantationsversuche die Entstehung der menschlichen Spontangliome aus einer Mehr- oder Vielzahl homologer Elemente eines bestimmten Einflußareals. Damit entsprächen sie der Willisschen Feldtheorie, wären aber gleichzeitig einer cytologischen Ordnung durchaus zugänglich.

Die großflächigen Aufbauunterschiede der hirneigenen Geschwülste können nach unserer Untersuchung nicht als autochthone Eigenschaften der Blastome angesehen werden. Sie kennzeichnen vielmehr den Einfluß der Geschwulstumgebung resp. der von dem Gliom durchwucherten präexistenten Strukturen und stellen daher für eine biologische Klassifikation der Geschwülste keine ausreichend markanten Ordnungsprinzipien dar, was ihre Bedeutung für die Beurteilung der individuellen Hirngeschwulsterkrankung selbstverständlich nicht einzuschränken vermag.

Ein cytologisch hochinteressantes Problem stellen die gliösen Großhirngeschwülste des Kindesalters dar. Diese sich der Einordnung in die bestehenden Kategorien der verschiedenen Hirngeschwulstordnungen nicht selten entziehenden, meist ungewöhnlich großen Tumoren zeigen einen feingeweblichen Aufbau, der in regionaler Unterschiedlichkeit die Charakteristica sämtlicher gliöser Geschwülste vom Ependymom/Spongioblastom bis zum höchst polymorphen Glioblastom enthalten kann. Um so überraschender war für uns die Feststellung, daß die in unserer Sammlung enthaltenen 3 hierher gehörenden Fälle in vitro ein ausgesprochen cellulär homogenes Wachstum erkennen lassen, das nicht nur für den Einzelfall, sondern für die ganze Gruppe eine deutliche Übereinstimmung in der Gestalt der vorwiegend kurzspindeligen Zellen aufweist (die geringe Zahl der Beobachtungen erlaubt vorerst keine Verallgemeinerung).

4. Die morphologischen Beziehungen zwischen den Geschwulstzellen und den Zellelementen normalen reifen oder unreifen Hirngewebes in vitro

Aus der vergleichenden Untersuchung in vitro kultivierten Hirngeschwulstgewebes und der Gewebekulturen unreifen Zentralnervensystems hat sich ein Hinweis auf eine dysembryogenetische Entstehung bestimmter neuroektodermaler Geschwülste nicht ergeben.

Angelpunkt einer solchen vergleichenden Untersuchung ist die Frage nach der Einordnung des Neuroepithels der Hirngewebekultur. Terminologisch darf vorausgeschickt werden, daß die Bezeichnung selbst keine Gleichsetzung mit dem Epithel des primitiven Neuralrohres beinhaltet. Neuroepithel im Zusammenhang der Hirngewebekultur kennzeichnet lediglich die epitheliale Form der Zellen und die neuroektodermale Herkunft des Explantates. Es handelt sich bei diesem Neuroepithel entweder um eine an die Verhältnisse der Kultur gebundene, sonst nicht vorhandene celluläre Übergangsform, die die vorher differenzierten Gliazellen infolge der primär einschneidenden Umstellung auf die Verhältnisse der Kultur angenommen haben, um sie bei zunehmender Adaptation wieder aufzugeben, oder um die normale gemeinsame Vorstufe der Neuroglia. Das Auftreten des Neuroepithels in vitro nur in bestimmten Differenzierungsstadien des zentralnervösen Gewebes (reife Glia proliferiert unmittelbar in der Reifeform), seine einheitliche Zell- und Kernform, der Unterschied zu den übrigen Adaptationsformen der Kulturzellen sprechen dafür, daß wir es mit der gemeinsamen Vorstufe der Astro-, Oligo- und u. U. Mikroglia zu tun haben. Das würde jedoch bedeuten, daß in vitro in der histogenetischen Leiter der Neuroglia wesentliche Stufen nicht vorkommen. So haben wir uns bisher bei keiner der untersuchten Species von einem Spongioblastenstadium der sich differenzierenden Astroglia überzeugen können. Wir neigen daher zu der Ansicht, daß es sich bei besagtem Spongioblasten nicht um eine definierte Differenzierungsstufe der Glia handelt, sondern um eine migrationsbedingte Zell*modulation* im Sinne von PAUL WEISS, die in vitro wegen des gestörten Organzusammenhanges und fehlender Migration nicht auftritt. Ein weiteres Beispiel dafür, wie sehr die der Embryogenese des Zentralorgans entlehnten Bezeichnungen der Hirngeschwulstarten ihren ursprünglichen Sinngehalt verlieren.

Ein Vergleich der Abbildungen der blastomatösen Gliazellen mit den unreifen Astro- und Oligodendrogliazellen der Hirngewebekultur läßt an keiner Stelle eindeutige Übereinstimmung erkennen. Zwar ist die blastomatöse Astroglia in vitro gegenüber den Zellen der normalen Astrogliakultur in ihrer Struktur wesentlich vereinfacht und undifferenzierter, diese strukturelle Einfachheit nähert sich aber nicht den unreifen Gliazellvorstufen der Normalkultur, sondern folgt offensichtlich einer abartigen anaplastischen Entwicklung. Lediglich für das in unserer Sammlung enthaltene einzelne Astroblastom ließe sich eine Einstufung der Geschwulstzellen als unreife Astroglia diskutieren, hier jedoch weniger wegen vergleichbarer struktureller Eigentümlichkeiten, als vielmehr wegen des charakteristischen Proliferationscyclus dieser Geschwulst.

Schlußbetrachtung

Die vorliegende Arbeit bemühte sich um den Nachweis der Brauchbarkeit der modernen Gewebekulturmethoden zur Aufhellung bisher unklarer Sachverhalte

in der Hirngeschwulstpathologie. Möglichkeiten wie Grenzen der neuenForschungs-
richtung dürften dabei hinreichend deutlich geworden sein. Das Ergebnis einer
betont kritischen Auswertung der eigenen Untersuchungen wie der im Schrifttum
niedergelegten Beobachtungen mag enttäuschend sein für denjenigen, der sich mit
Hilfe der extracorporalen Geschwulstkultivation eine verbindliche Antwort auf die
Frage nach der Entstehung der Hirngeschwülste und eine Erklärung für ihre unterschiedliche Malignität erhoffte. Aus den von uns eingangs dargelegten Gründen
vermag die Methode zur Aufklärung dieser — wesentlich durch die Relation Geschwulst: Umgebung resp. Gesamtorganismus bestimmten — Fragen nichts bei-
zutragen, was den in bisher üblicher Weise hergestellten Schnittpräparaten der
Geschwulst nicht ebenso gut oder besser zu entnehmen wäre. Ihre Fragestellungen
sind grundsätzlich anderer Art. Die in vitro-Kultivation der Hirngeschwülste bietet
dem Untersucher einen auf andere Weise nicht erreichbaren Einblick in das lebendige Zusammenspiel der Zellen und Gewebe sowie erstmals die Möglichkeit exakter
Vergleichsuntersuchungen aus dem individuellen Organzusammenhang heraus-
gelöster Zellverbände unter standardisierten Bedingungen. Als besonders erfreu-
lich darf vermerkt werden, daß mit der detailliert dargestellten Technik eine ungewöhnlich hohe Ausbeute erfolgreicher Kultivationen erzielt werden konnte.
Größere Vergleichsuntersuchungen sind also nicht von vornherein mit einem zu
großen Prozentsatz wahrscheinlicher Versager belastet. Das ist allerdings nur z. T.
ein Verdienst der Methodik. Hirngeschwülste stellen deshalb für die Gewebszüchtung ein so günstiges Ausgangsmaterial dar, weil sie praktisch niemals bakteriell
verunreinigt sind. Diese bereits in situ vorhandene bakterielle Infektion des Geschwulstgewebes macht andererseits jeden Kultivationsversuch eines Carcinoms
der Lunge oder des Intestinaltraktes von vornherein zu einem Glücksspiel. Die
zahlreichen Kultivationsversuche der genannten Geschwulstarten haben daher bis
heute kaum einen nennenswerten Erfolg gehabt. Auch die Entwicklung der Sulfon-
amide und der Antibiotica hat hier nur wenig weitergeholfen. Die hohen Konzen-
trationen, die zur Unterdrückung einer bereits bestehenden Infektion notwendig
sind, bleiben meist nicht ohne Einfluß auf die Proliferationsfähigkeit der Tumorzellen selbst. Zu Unrecht sind diese entmutigenden Ergebnisse der Carcinom-
kultivation jedoch auch auf die anderen Geschwülste der Körperorgane übertragen worden. Unsere eigenen Erfahrungen mit Primärkulturen von Speichel-
drüsenmischtumoren und Metastasen maligner Strumen lassen erkennen, daß in
den Zellkolonien dieser Geschwülste bei ausreichender Proliferation durchaus mit
dem Auftreten charakteristischer Organisationsformen zu rechnen ist.

   Mit der Aufklärung der, bei der relativ großen Anzahl von Geschwülsten, für
die meisten der angeführten Untergruppen allgemeinverbindlichen Wachstums-
und Verhaltenseigenschaften, die bei der Einordnung im Schnittpräparat unklarer
Blastome nicht selten auch praktisch-diagnostische Bedeutung gewinnt, sind die
Möglichkeiten der Geschwulstkultivation nicht erschöpft. Mit ausreichender Kennt-
nis des lichtmikroskopischen Normalverhaltens der Zellen und Zellverbände
öffnet sich das weite Feld ultramikroskopischer und emzymhistochemischer Vergleichsuntersuchungen der in vitro kultivierten Elemente und ihrer Äquivalente
in situ, wobei sich insbesondere für die nervösen Elemente des Normalgewebes die
interessante Möglichkeit ergibt, innerhalb des Zentralnervensystems hochspezia-
lisierte Zellen in sozusagen funktionslosem Zustand zu untersuchen und so u. U.

den strukturellen Äquivalenten dieser Funktionen nachzuspüren. Die Frage nach der Erhaltung charakteristischer Enzymmuster in vitro nennt nur eines der zahlreichen sich anbietenden fermenthistochemischen Untersuchungsobjekte.

Experimentelle Untersuchungen, die die in vitro gebildete Zellkolonie menschlicher Hirngeschwülste lediglich als fein reagierendes Indicatorsystem benutzen, reichen von den einfachsten Untersuchungen über den Einfluß cytostatischer Substanzen und die onkolytischen Eigenschaften bestimmter Virusarten bis zur Darstellung der immunologischen resp. immunopathologischen Reaktionen des Organismus gegen seine eigene Hirngeschwulst mit Hilfe immunhistologischer resp. fluorescenzoptischer Methoden. Untersuchungen über den Einfluß cytostatischer Substanzen auf in vitro kultiviertes Gewebe in Form von Vergleichsuntersuchungen verschiedener Gewebsarten unter konstant gleichen Bedingungen lassen sich dabei besonders elegant durch eine Anzüchtung der verschiedenen Gewebe im gleichen Gefäß durchführen. Immunologische Untersuchungen bei Hirngeschwülsten sind bisher nicht angestellt worden; sie haben auch bei den Geschwülsten der Körperorgane bisher nur widerspruchsvolle Ergebnisse erbracht. Vielleicht läßt sich hier durch die Möglichkeit der Testung vermutlich antikörperhaltiger Seren gegen das eigene noch lebende Blastom ein entscheidender Fortschritt erzielen.

Gemessen an der Vielzahl und Bedeutung der hier aufgezeigten Fragestellungen hat der von uns vorgelegte Bericht über die eigenen Untersuchungen zur Gewebszüchtung menschlicher Hirngeschwülste ein weit bescheideneres Ziel. Er versuchte eine Darstellung des Normalverhaltens der intracraniellen Tumoren in vitro und die Demonstration einer vergleichsweise einfachen und erfolgreichen Kultivationstechnik.

Der besondere Dank des Verf. gilt Herrn Professor RÖTTGEN und den Herren seiner Klinik, ohne deren bereitwilliges Eingehen auf seine oftmals lästigen Wünsche die Untersuchung nicht in der hier vorgelegten Form hätte durchgeführt werden können.

Der Deutschen Forschungsgemeinschaft, Bad Godesberg, und dem Krebsforschungsausschuß beim Kultusministerium des Landes Nordrhein-Westfalen, Düsseldorf, hat der Verf. für die großzügige materielle Unterstützung seiner Arbeit zu danken.

Die für die erfolgreiche Durchführung der Kultivationsversuche entscheidende Mitarbeit von Fräulein H. GOEKEN sei dankbar hervorgehoben.

Literatur

ALBERTINI, A. v.: Das Malignitätsproblem in histologisch-cytologischer Betrachtung. Verh. Dtsch. Ges. Path. 35. Tag. S. 54—69. Stuttgart: Piscator-Verlag 1952.
— Histologische Geschwulstdiagnostik. Stuttgart: Thieme-Verlag 1955.
— Allgemeine Systematik der Geschwülste. Hdb. Allg. Path. IV/3, 1—17. Berlin-Göttingen-Heidelberg: Springer-Verlag 1956.
BAILEY, P.: Die Hirngeschwülste. 2. Aufl. Stuttgart: Enke 1951.
— and H. CUSHING: A classification of tumors of the glioma group on a histogenetic basis with a correlated study of prognosis. Philadelphia: J. B. Lippincott Co. 1926.
BAUER, K. F.: Beobachtungen über das Wachstum von Nervengewebe in vitro. Z. mikr.-anat. Forsch. 28, 47 (1932).
— Organisation des Nervengewebes und Neurencytiumtheorie. München: Urban & Schwarzenberg 1953.
BENEDEK, L., u. A. JUBA: Meningeom- und Gliomgewebekultur. Zbl. ges. Neurol. Psychiat. 174, 493 (1942).
— — Die Geschwülste des Nervensystems in der Gewebekultur. Die Kultur des Acusticusneurinoms und das juxtamedulläre Fibrom. Arch. Psychiat. Nervenkr. 117, 389 (1944).
BENITEZ, H. H., M. R. MURRAY and D. W. WOOLLEY: Effects of serotonin and certain of its antagonists upon oligodendroglial cells in vitro. Proc. II. Intern. Congr. Neuropath. London 1955, 2, 423 (1957).
BLAND, J. O. W.: The growth of human meningiomata in culture compared with that of certain human tissues. Arch. exp. Zellforsch. 22, 369 (1938/39).
— and D. S. RUSSELL: Histologic types of meningiomata and comparison of their behaviour in tissue culture with that of certain normal tissues. J. Path. Bact. 47, 291 (1938).
— — and R. G. CANTI: Tissue culture of gliomata. Cinematograph. demonstration. Congr. Intern. Cancer Res. 2, 250 (1936/37).
BUCKLEY, R. C.: Tissue culture studies of glioblastoma multiforme. Amer. J. Path. 5, 467 (1929).
— and L. EISENHARDT: Study of a meningioma in supravital preparations, tissue culture and paraffin sections. Amer. J. Path. 5, 659 (1929).
BÜCHNER, F.: Allgemeine Pathologie, 2. Aufl. München: Urban & Schwarzenberg 1959.
BUTENANDT, A., u. H. DANNENBERG: Die Biochemie der Geschwülste. Hdb. Allg. Path. VI/3 107—241. Berlin-Göttingen-Heidelberg: Springer-Verlag 1956.
CANTI, R. G., J. O. W. BLAND and D. S. RUSSELL: Tissue culture of gliomata. Ass. Res. nerv. Dis. Proc. 16, 1 (1935).
CHLOPIN, N. G.: On the in vitro cultivation of peripheral nerve fragments. Acad. Sci. URSS Compt. Rend. 41, 132 (1939).
— On the cultivation of neurogenic tumors of man outside the organism. Acad. Sci. URSS Compt. Rend. 41, 132 (1943).
COSTERO, I., and C. M. POMERAT: Cultivation of neurons from the adult human cerebral and cerebral cortex. Amer. J. Anat. 89, 405—467 (1951).
— and C. M. POMERAT: Standard cellular morphology of gliomas in vitro as compared with explanted normal brain cells. Excerpta medica (Amst.), Sect. 8, 821 (1955).
— — I. J. JACKSON, R. BARROSO-MOGUEL and A. Z. CHEVEZ: Tumors of the human nervous system in tissue culture. I. The cultivation and cytology of meningioma cells. J. nat. Cancer Inst. 15, 1319 (1955).
— — — — — Tumors of the human nervous system in tissue culture. II. An analysis of fibroblastic activity in meningiomas. J. nat. Cancer Inst. 15, 1341 (1955).
COX, L. B.: Studies on the tissue culture of intracranial tumors. Amer. J. Path. 9, 839 (1933).
— and M. L. CRANAGE: Studies on the tissue culture of intracranial tumors. J. Path. Bact. 45, 477 (1937).

DEELMAN, H. T.: Das Präcarzinom. Z. Krebsforsch. **29**, 307 (1929).

DEREYMAEKER, A., J. M. BRUCHER, P. DE SOMER et R. BRASSEUR: La culture des tumeurs cérébrales humaines. Premiers résultats personnels. Acta neurol. belg. **9**, 772 (1958).

DOMAGK, G.: Die experimentelle Geschwulstforschung. Hdb. Allg. Path. III/3, 242. Berlin-Göttingen-Heidelberg: Springer-Verlag 1956.

DULBECCO, R., and M. VOGT: Plaque formation and isolation of pure lines with poliomyelitis viruses. J. exp. Med. **99**, 167 (1954).

EARLE, W. R.: Production of malignancy in vitro. The mouse fibroblast cultures and changes seen in living cells. J. nat. Cancer Inst. **4**, 165 (1943).

ENDERS, J. F.: Bovine amniotic fluid as tissue culture medium in cultivation of poliomyelitis and other viruses. Proc. Soc. exp. Biol. (N. Y.) **82**, 100 (1953).

— Cytopathology of virus infections (particular reference to tissue culture studies). Ann. Rev. Microbiol. **8**, 473 (1954).

— The present status of tissue culture technique in the study of the poliomyelitis virus. In Public. Nr. 26 der Weltgesundheitsorganisation. Genf 1955.

EVANS, V. J., and W. R. EARLE: The use of perforated cellophane for the growth of cells in tissue culture. J. nat. Cancer Inst. **8**, 103 (1947).

FISCHER, A.: Beitrag zur Biologie der Gewebezellen. Eine vergleichend biologische Studie der normalen und malignen Gewebezellen in vitro. Arch. mikr. Anat. **104**, 210 (1925).

— Biology of cells in tissue culture. Copenhagen. Karlsberg Foundation 1946.

GÄRTNER, J.: Retinoblastom und Medulloblastom. Ein Vergleich ihres morphologischen und biologischen Verhaltens. Albrecht v. Graefes Arch. Ophthal. **185**, 605 (1957).

GEIGER, R. S.: In vitro studies on the growth properties of brain cortex cells of adult individuals. In: Ultrastructure and cellular chemistry of neural tissue. New York: Hoeber 1957.

GELLHORN, A., M. R. MURRAY, E. HIRSCHBERG and R. FRICKEL-EISING: In vitro and in vivo effects of chemical agents on human and mouse glioblastoma multiforme. Proc. II. Int. Congr. Neuropath. London 1955, **1**, 265 (1957).

GEY, G. O.: An improved technique for massive tissue culture. Amer. J. Cancer **17**, 752 (1933).

— and M. K. GEY: The maintenance of human normal cells and tumor cells in continous culture. Amer. J. Cancer **27**, 45 (1936).

GLEES, P.: Neuroglia, Morphology and Function. Oxford: Blackwell 1955.

GOLDSTEIN, N. M., and D. PINKEL: Long term tissue culture of neuroblastomas. J. nat. Cancer Inst. **20**, 675 (1958).

GREENE, H. S. N.: The transplantation of tumors to the brains of heterologous species. Cancer Res. **11**, 529 (1951).

HAMPERL, H.: Über die Gutartigkeit und die Bösartigkeit von Geschwülsten. Verh. Dtsch. Ges. Path. 35. Tag. S. 29. Stuttgart: Piscator-Verlag 1952.

— Die Morphologie der Tumoren. Hdb. Allg. Path. VI/3, 18. Berlin-Göttingen-Heidelberg: Springer-Verlag 1956.

HARRISON, R. G.: Observations on the living developing nerve fiber. Anat. Rec. **1**, 116 (1908).

HENSCHEN, F.: Tumoren des Zentralnervensystems und seiner Hüllen. Hdb. Spez. Path. Anat. Histol. XIII/3, 413. Berlin-Göttingen-Heidelberg: Springer-Verlag 1955.

HILD, W.: Das morphologische, kinetische und endokrinologische Verhalten von hypothalamischem und hypophysärem Gewebe in vitro. Z. Zellforsch. **40**, 257 (1954).

— Myelogenesis in culture of mammalian central nervous system. Z. Zellforsch. **46**, 71 (1957).

— Observations on the neurons and neuroglia of the mesencephalic V. nucleus of the cat in vitro. Z. Zellforsch. **47**, 127 (1957).

HÖRSTADIUS, S.: The neural crest, its properties and derivatives in the light of experimental research. Oxford: Univ. Press 1950.

HOGUE, M. S.: A study of adult human brain cells in tissue culture. Amer. J. Anat. **93**, 397 (1953).

HORTEGA, DEL RIO, P.: El tercer elemente de los centros nerviosos. Bul. Soc. Esp. Biol. **9**, 69 (1919).

— Microglia. In: Cytology and cellular pathology of the nervous system. Penfield 1932.

— Nomenclatura y clasificación de los tumores del sistema nervioso. Buenos Aires 1945.

JUBA, A.: Geschwülste des Zentralnervensystems (Meningeom, Neurinom) in der Gewebekultur. Mschr. Psych. Neurol. **113**, 321 (1947).

KERNOHAN, J. W., and G. P. SAYRE: Tumors of the central nervous system. A. F. Inst. Path. Washington 1952.

— R. F. MABON, H. J. SVIEN and A. ADSON: A simplified classification of the gliomas. Proc. Mayo Clin. **24**, 71 (1949).

KERSTING, G.: Die Züchtung von Hirngeschwülsten als Gewebekultur. Zbl. Neur. **135**, 233 (1955).

— Die Gewebszüchtung der Meningeome. Zbl. allg. Path. Path. Anat. **98**, 218 (1958).

— Über die Gewebszüchtung der Glioblastome. Zbl. Neurochir. **18**, 20 (1958).

— Die Gewebszüchtungen menschlicher Hirngeschwülste. Zbl. Neur. **147**, 3 (1958).

— Cytostatische Effekte in der Glioblastomkultur. In: Glioblastoma multiforme. Suppl. Acta Neurochir. 1959.

— u. H. FINKEMEYER: Das Wachstum menschlichen Neurinomgewebes in vitro. Zbl. Neurochir. **18**, 2 (1958).

— u. H. LENNARTZ: In vitro cultures of human meningioma tissue. J. Neuropath. **16**, 507 (1957).

— — u. H. FINKEMEYER: Über die Züchtung von Hirngeschwülsten als Gewebekultur. Dtsch. med. Wschr. **82**, 968 (1957).

— B. v. KEREKJARTO u. B. ROHDE: Über charakteristische Zellveränderungen in der Kultur epithelialen Gewebes nach der Infektion mit Aujeszky- und B-Virus. Z. Naturforsch. **13 b**, 159 (1958).

KREDEL, F. E.: Tissue culture of intracranial tumors with notion on the meningiomas. Amer. J. Path. **4**, 337 (1928).

— Intracranial tumors in tissue culture. Arch. Surg. (Chicago) **18**, 2008 (1929).

KUHLENBECK, H., and M. WIENER KIRBER: Neuroectodermal and other cells in mouse-brain tissue cultures. Their morphologic relation to cell-types found in human neuroectodermal neoplasms. Confin. neurol. **19**, 65—104 (1959).

LENNARTZ, H., u. G. KERSTING: Die Gewebszüchtung menschlichen Amnionepithels und ihre Verwendung in virologischen Untersuchungen. Zbl. Bakt., **171**/45 (1957).

LETTRÉ, H.: Synergists and antagonists of mitotic poisons. Ann. N. Y. Acad. Sci. **58**, 1264 (1954).

LEVI, G.: Explantation, besonders die Struktur und die biologischen Eigenschaften der in vitro gezüchteten Zellen und Gewebe. Ergebn. Anat. Entwickl.-Gesch. **31**, 363 (1934).

— u. H. MEYER: Die Struktur der lebenden Neurone. Anat. Anz. **83**, 40 (1937).

— — Nouvelles recherches sur le tissu nerveux cultivé in vitro. Morphologie, croissance et relations réciproques des neurones. Arch. Biol. (Liège) **52**, 133 (1941).

LINZBACH, A. J.: Quantitative Biologie und Morphologie des Wachstums einschließlich Hypertrophie und Riesenzellen. Hdb. Allg. Path. VI/1, 180 (1955).

LUMSDEN, G. E.: Differentiation and dedifferentiation in cultures of tumors of the astrocytomaglioblastoma-group. Proc. II. Intern. Congr. Neuropath. London 1955, S. 279 ff.

— Observations on the morphogenesis and growth rate of astrocytic gliomas in tissue culture. Excerpta med. Sect. 8. 792 (1955).

— Tissue culture in relation to tumors of the nervous system. In: The pathology of tumors of the nervous system. London: Edw. Arnold 1959.

— and C. M. POMERAT: Normal oligodendrocytes in tissue culture. Exp. Cell Res. **2**, 103 (1951).

MALECI, O.: I meningiomi coltivati in vitro. Chirurgia (Milano) **7**, 3 (1952).

— e G. PESSINA: In vitro culture of glioma. Riv. pat. nerv. ment. **73**, 757 (1952).

— — La coltura in vitro dei neurinomi. G. Psichiat. Neuropat. **1954**, II, 1.

— — La coltura in vitro degli oligodendrogliomi. G. Psichiat. Neuropat. **1955**, II, 1

MARCUSE, P. M.: Cytology of short term tissue culture. Analysis of 600 in vitro preparations from surgical special specimen. Lab. Invest. **4**, 293 (1955).

MAXIMOV, A. A.: Relation of blood cells to connective tissue and endothelium. Rev. Physiol. **4**, 533 (1924).

METTLER, F. A., H. GRUNDFEST, S. M. CRAIN and M. R. MURRAY: Spontaneous electrical activity from tissue cultures. Amer. Neurol. Ass. Transact. 1952, S. 52ff.

METZ, A., u. H. SPATZ: Die Hortegaschen Zellen, das sogenannte dritte Element und über ihre funktionelle Bedeutung. Z. Neurol. 89, 138 (1924).

MORGAN, J. F., H. J. MORTON and R. C. PARKER: Nutrition of animal cells in vitro. Initial studies on a synthetic medium. Proc. Soc. exp. Biol. (N. Y.) 73, 1 (1950).

MURRAY, M. R.: Demonstration of Schwannian origin of tumors of the nerve sheaths. Arch. Neurol. Psych. 42, 1175 (1939).

— Observations of the cellular origin of peripheral nerve tumors. Intern. Cancer Res. Congr. 3, 100 (1939).

— Comparative data on tissue cultures of acoustic neurilemmomas and meningiomas. J. Neuropath. 1, 123 (1942).

— and A. P. STOUT: Schwann cell versus fibroblasts as the origin of the specific nerve sheaths tumors. Observations upon normal nerve sheaths and neurilemmomas in vitro. Amer. J. Path. 16, 41 (1940).

— — Demonstration of the formation of reticulin by Schwannian tumor cells in vitro. Amer. J. Path. 18, 585 (1942).

— — Characteristics of the sympathicoblastoma cultivated in vitro. Cancer Res. 6, 501 (1946).

— — Distinctive characteristics of the sympathicoblastoma cultivated in vitro. A method for prompt diagnosis. Amer. J. Path. 23, 429 (1947).

— — A sympathetic ganglioneuroma cultivated in vitro. Cancer 1, 242 (1948).

NAKAZAWA, T., and J. OMARO: A study of cultured central nervous tissue. Proc. II. Intern. Congr. Neuropath. London 1955. 2, 635 (1957).

New York Academy of Sciences: Conference on tissue culture technique in pharmacology. Ann. N. Y. Acad. Sci. 58, 971ff. (1954).

OKAMOTO, M.: Observations on neurons and neuroglia from the area of reticular formation in tissue culture. Z. Zellforsch. 47, 269 (1958).

OSTERTAG, B.: Die Onkotopik der Hirngewächse. J. nerv. ment. Dis. 116, 726 (1952).

PARKER, R. C.: Methods of tissue culture. 2. Ed. New York: Hoeber 1950.

PETERS, G.: Spezielle Pathologie der Krankheiten des zentralen und peripheren Nervensystems. Stuttgart: Thieme 1951.

— Diskussion zum Ref. ZÜLCH. Zbl. Neurochir. 18, 20 (1958).

PINKUS, H.: The isolation of pure strains of cells from human tumors. Amer. J. Cancer 29, 25 (1937).

POLAK, M., y J. E. ASCOAGA: Sobre la microglia periférica. La microglia de los nervios periféricos. Acta neurol. lat.-amer. 3, 299 (1956).

POMERAT, C. M.: Dynamic neurogliology. Tex. Rep. Biol. Med. 10, 885 (1952).

— Dynamic neuropathology. J. Neuropath. 14, 28 (1955).

— and I. COSTERO: Tissue culture of cat cerebellum. Amer. J. Anat. 99, 211 (1956).

— and C. D. LEAKE: Short term cultures for drug assays. Ann. N. Y. Acad. Sci. 58, 1110 (1954).

— W. HILD and J. NAKAI: Recent observations on nervous tissue in vitro. I. Intern. Congr. Neurol. Sci. Brüssel Proc. Vol. IV/36, 1959.

PORTER, K. R., A. CLAUDE and E. F. FULLAM: A study of tissue culture cells by electron microscopy. Methods and preliminary observations. J. exp. Med. 81, 233 (1945).

PUCK, T. T., O. H. I. MARCUS and S. J. CIECIURA: Clonal growth of mammalian cells in vitro. Growth characteristics of colonies from single HeLa-cells with and without a feeder-layer. J. exp. Med. 103, 273 (1956).

REESE, A. B., and G. EHRLICH: The culture of uveal melanomas. Amer. J. Ophthalm. 46, 163 (1958).

RUSSELL, D. S., and J. O. W. BLAND: Further notes of the tissue culture of gliomas with special reference to BAILEYs spongioblastoma. J. Path. Bact. 39, 375 (1934).

— — A study of gliomas by the method of tissue culture. J. Path. Bact. 36, 273 (1933).

SANFORD, K. K., W. R. EARLE and G. D. LIKELY: The growth in vitro of single isolated tissue cells. J. nat. Cancer Inst. 9, 229 (1948).

Sano, M. E.: Pineal tumor giant cell. Anat. Rec. **124**, 24 (1956).
— and L. W. Smith: Tissue culture as a diagnostic aid in the identification of atypical tumors. Arch. Path. (Chicago) **30**, 504 (1940).
Scherer, H. J.: The pathology of cerebral gliomas. Critical Review. J. belge Neurol. Psychiat. **3**, 147 (1940).
Stochdorph, O.: Die Gewebsbilder der Hirngewächse und ihre Ordnung. Veröff. Morph. Pathol. Heft 60. Stuttgart: G. Fischer 1955.
Weiss, P.: Principles of development. New York: Henry Holt Co. 1939.
— Introduction to genetic neurology. In: Genetic Neurology. Chicago: Univ. of. Chicago Press 1950.
— and H. Wang: Transformation of adult Schwann cells into macrophages. Proc. Soc. exp. Biol. (N. Y.) **58**, 273 (1945).
White, P. R.: The cultivation of animal and plant cells. New York: The Ronald Press Co. 1954.
Willis, R. A.: Pathology of tumors. London: Butterworths Co. 1953.
Winkler-Junius, E.: A peculiar mode of growth of an astrocytoma in vitro. Acta neerl. Morph. **6**, 106 (1948/49).
Wolf, A., and W. M. Honeyman: A note of the appearance of the meningioma in tissue cultures. N. Y. Neurol. Inst. Bull. **6**, 569 (1937).
Wolfgram, F., and A. S. Rose: The morphology of neuroglia in tissue culture with comparison to histologic preparations. J. Neuropath. **16**, 514 (1957).
Youngner, J. S.: Monolayer tissue cultures. Preparation and standardisation of suspensions of trypsin dispersed monkey kidney cells. Proc. Soc. exp. Biol. (N. Y.) **85**, 202 (1954).
Zimmermann, H. M.: The contribution of experimental brain tumors to an understanding of human gliomas. Proc. II. Intern. Congr. Neuropath. London 1955. **1**, 261 (1957).
Zülch, K. J.: Die Hirngeschwülste in biologischer und morphologischer Darstellung. 2. Aufl. Leipzig: J. A. Barth 1956.
— Biologie und Pathologie der Hirngeschwülste. Hdb. Neurochir. III. Berlin-Göttingen-Heidelberg: Springer 1956.

Sachverzeichnis